|任应秋医学丛书|

# 脉学研究十讲

任应秋 著
任廷革 整理



中国中医药出版社
·北京·

**图书在版编目（CIP）数据**

脉学研究十讲 / 任应秋著；任廷革整理 . —北京：中国中医药出版社，2020.7（2024.9 重印）

（任应秋医学丛书）

ISBN 978 – 7 – 5132 – 6207 – 1

Ⅰ . ①脉…　Ⅱ . ①任…　②任…　Ⅲ . ①脉学—研究
Ⅳ . ① R241.1

中国版本图书馆 CIP 数据核字（2020）第 069425 号

---

**中国中医药出版社出版**

北京经济技术开发区科创十三街 31 号院二区 8 号楼
邮政编码　100176
传真　010–64405721
廊坊市祥丰印刷有限公司印刷
各地新华书店经销

开本 850 × 1168　1/32　印张 5　字数 80 千字
2020 年 7 月第 1 版　2024 年 9 月第 3 次印刷
书号　ISBN 978 – 7 – 5132 – 6207 – 1

定价　35.00 元
网址　www.cptcm.com

**服务热线　010–64405510**
**购书热线　010–89535836**
**维权打假　010–64405753**

**微信服务号　zgzyycbs**
**微商城网址　https://kdt.im/LIdUGr**
**官方微博　http://e.weibo.com/cptcm**
**天猫旗舰店网址　https://zgzyycbs.tmall.com**

如有印装质量问题请与本社出版部联系（010–64405510）

# 内容提要

在任应秋先生青年时期，以“中医科学化”为己任，因其1936~1938年在上海读书期间，曾受诲于陆渊雷先生，对其“主张治中医宜积极吸收西学”之谈大加称允，遂效其法，在那一时期所著的《仲景脉法学案》为其“中医科学化”观点的代表作。而成书于20世纪50年代初期的《脉学研究十讲》，仍为“中医科学化”主张的著作。《脉学研究十讲》是《任应秋医学丛书》中的一本。在本书中，任应秋先生尝试用现代医学理论来解释脉搏的生理，用批评的眼光来分析“寸口脉分主脏腑”。其提出“以间接揣知疾病的具体趋势，自古以来，都要四诊合参，不可单凭切脉”，对一些不合理的机械脉法论予以否定。任应秋先生推崇张仲景，认为“《伤寒论》《金匮要略》是对诊断和治疗相互结合的实况实录，两书中对每一类病症，都叫作病、脉、证并治，决不类于一般凭空臆说的脉书。也即是说，张仲景平脉和辨症是并重的，是相依为用的，他决不孤立地武断地仅凭脉而神乎其技。”认为张仲景的脉法中对病机的转变、治疗方法的确定、预后的预测非常有实际意义。此书的出版，主要是展现任应秋先生早期的学术观点，使读者能够全面、立体地了解其学术体系。本书适合中医院校师生阅读参考。

# 丛书前言

任应秋（1914—1984）是著名的中医学家和中医教育家，一生论著等身，其学术研究涉及医史、文献、方药、医古文、中医基础理论、中医各家学说等诸多领域，特别是在《黄帝内经》《伤寒论》《金匮要略》等经典著作的研究方面，不论是研究方法，还是研究成果，对业界的影响都是历史性的。2015 年 1 月，《任应秋医学全集》在中国中医药出版社出版，2017 年此书获得第四届中国出版政府奖。《任应秋医学全集》全面展示了任应秋先生的学术思想、治学的方法和成果，但因价格较高、部头较大，普通读者不易购买阅读，为了弘扬优秀的中医文化，传承中医，满足广大普通读者的需求，现将任应秋先生的著作重新进行整理分类，陆续出版单行本。单行本之前均加了简单的整理说明，内容基本保持原貌，总名为《任应秋医学丛书》。

整理者

2019 年 1 月

# 整理说明

《脉学研究十讲》为任应秋早期著作。在任应秋先生青年时期，以“中医科学化”为己任，因其1936~1938年在上海读书期间，曾受诲于陆渊雷先生，对其“主张治中医宜积极吸收西学”之谈大加称允，遂效其法，在那一时期所著的《仲景脉法学案》为其“中医科学化”观点的代表作。而成书于20世纪50年代初期的《脉学研究十讲》，仍为“中医科学化”主张的著作。

在《脉学研究十讲》中，任应秋先生尝试用现代医学理论来解释脉搏的生理，用批评的眼光来分析“寸口脉分主脏腑”。其提出“以间接揣知疾病的具体趋势，自古以来，都要四诊合参，不可单凭切脉”，对一些不合理的机械脉法论予以否定。任应秋先生推崇张仲景，认为“《伤寒论》《金匮要略》是对诊断和治疗相互结合的实况实录，两书中对每一类病症，都叫作病、脉、证并治，决不类于一般凭空臆说的脉书。也即是说，张仲景平脉和辨症是并重的，是相依为用的，他决不孤立地武断地仅凭脉而神乎其技。”认为张仲景的脉法中对病机的转变、治疗方法的确定、预后的预测非常有实际意义。

本次整理，未对原文进行大的修改，只是根据现代出版规范纠正了个别用字。此书的出版，主要是展现任应秋先生早期的学术观点，使读者能够全面、立体地了解其学术体系。

整理者

2020 年 3 月

# 序

尽管中国医学某些部分披着浓厚的唯心的玄学外衣，但其主流毕竟是经过了长期医疗实践经验的积累，在其“五运六气”学说之下仍有其合理的内核，不应将其全部否定，也不可能全部否定，还要将其中合于唯物辩证法法则的绝大部分内容挖掘发扬之，使之成为我国最可宝贵的财富之一。为此，就必须痛下科学的研究工夫，按照毛泽东主席所说，在其丰富的文献中“去粗取精，去伪存真，由此及彼，由表及里的改造制作”。无知的我，如何能够胜任起这个任务呢？尤其是中国医学的脉学部分，更是瑕瑜互见很难爬梳，非亲身于医疗实践而富有经验的人，或于古代的脉学知识颇有修养的人，万难做好这个工作。我今日的“试航”，多少有些不自量力。

有人说：“古医诊断疾病的方法，有望、闻、问、切四诊，检查脉搏是最主要。”（见《星群医药月刊·五期》陈公明著《脉搏在病理解剖学的地位》）

我认为这话颇有商量的余地。因为诊断疾病最早见于文献记载的莫过于《周礼》,《周礼》中说:“以五气、五声、五色,眂其死生,两之以九窍之变,参之以九脏之动。”这明明在说“望”(五色)“闻”(五气)“问”(五声)是主要的,“切”(参九脏之动)是次要的。按照人类的进化的规律,语言、嗅觉、视觉、听觉是人类较早相伴劳动而发生的,这是由于社会生活的需要,在有了疾病的情况下,最能表达病情的也是这些器官,直到现在,不管物理诊断如何发达,“望”“闻”“问”三者,仍然是中医学判断疾病的有力方法。因为病人的病态、色泽、泪、涕、涎、汗、粪、尿、血、痰等各种排泄物的多寡、浓淡、颜色,以及病人的自觉、他觉症状,大部分都可以由此分辨出来,通过分析而成为理性的认识,以判断疾病的病因、病位、病性及病势。

“切脉”对疾病诊断有间接的作用,在中医的脉学理论还不十分成熟以前,是决不居主要地位的。如《难经》中说:“望而知之谓之神,闻而知之谓之圣,问而知之谓之工,切而知之谓之巧。”而且《素问》中也肯定地说:“诊病不问其始,忧患饮食之失节,起居之过度,或伤于毒,不先言此,卒持寸口,何能中病?妄言作名,为粗无穷。”这就是说,不要病人仔细告诉你症状,考查其原因,仅凭切脉是为害匪轻的。这也说明,单凭切脉的主观认识,不但不能判断疾病,而且流弊还很大,可见“切脉”在诊断方法中不占主要位置。今日研究中国医学,尤其是研究中医脉学,这是一个首先要解决的问题。

“凭脉断证”的观念,大约从《难经》成书的时期便开始了。王叔和的《脉经》出世以后，“凭脉断证”这种脱离实际的教条主义便越发茁壮起来。不仅没有发扬葛稚川确认病原体致病的辩证唯物精神（葛稚川说：马鼻疽乃因人体上先有疮而乘马，马汗及毛入疮中引发；沙虱病，乃因沙虱钻入皮里引发），即对张仲景的“平脉”“辨证”“论治”的方法论亦置而不谈，只是一味地割裂而片面地发展着凭脉断证的主张。

由于中医的部分理论中途走向了唯心论的道路上，一些思想不能随变化了的客观情况而变化的学者，尤其是赵宋以后的一些学者，对中医学理论的认识，一贯停止在旧阶段中，理论研究的思想方法离开了临床经验的实践检验，于是对整个中医理论的研究始终不能脱离“五运六气”的圈子。即以“脉学”研究而论，不从“心者生之本，神之变也，其华在面，其充在血脉”，“在体为脉，在脏为心，在色为赤”这些比较接近科学的抽象出发，于临床应用中逐渐地深化，从而证实心脏、血液、脉搏休戚相关的联系，依据其客观现实来发展其理论，反而主观地随口大谈“肝脉”“肾脉”的空洞理论，致使千百年来部分中医走向“凭脉断证”这条主观主义的道路。所以不从实践中去认识理论、发展理论，是“中医科学化”前途的绝大阻碍。

“中医科学化”须得有西医的帮助，这是正确的，但帮助决不是偏袒和姑息。近来见到医药书刊上有个别西医同志说：“古医按脉治疗疾病的原理，他的基础是建筑在帮助身体的自然疗能……所以《伤寒论》的疗法，是以脉搏的异常来做标准的。”（《星群医药月刊·五期》）有的说：“在古代的中国医学虽然没有如现代的物理学识，可是他们描写脉搏现象，亦颇合乎现代法则，其不同处，只是‘术语’上的不同和认识上的粗略而已。”（见《中医药进修手册·第一辑》）我认为这些说法缺少了批判性，事实上中医学对疾病的诊断，根本不是单凭切脉，而是还有其他的几个主要的诊断方法，何能说中医只是“按脉治疗”呢？按脉治疗只是个别中医的做法，尤其是张仲景更不提倡按脉治疗。张仲景在《伤寒论》中说“短期未知决诊，九候曾无髣髴，明堂阙庭，尽不见察，所谓管窥而已”，从而创造了在临床上“病”“脉”“证”“治”系统全面的诊疗方法。如《伤寒论》中说：“太阳病，发热汗出，恶风，脉缓者，名为中风。”“太阳病或已发热，或未发热，必恶寒，体痛，呕逆，脉阴阳俱紧者，名为伤寒。”这都说明，张仲景是以“辨症”为主而“平脉”次之。又如：“太阳病，发热而渴，不恶寒者，为温病；若发汗已，身灼热者，名曰风温。”何为“温病”、何为“风温”，都是以证候表现为条件来分析的。只要证候具备，甚至不平脉也可以施行治疗。如《伤寒论》中说：“太阳病，头痛发热，汗出恶风者，桂枝汤主之。”“太阳病，发汗，遂漏不止，其人恶风，小便难，四肢微急，难以屈伸者，桂枝加附子汤主之。”当然，《伤寒论》中偶有按脉治疗或凭脉断症的记述，但十之八九都不是出于仲景，这一点前人早有定论。

正因为中医学缺乏现代物理知识，对于许多脉搏现象的观察不免有些繁而无当的弊病。即以“促”脉为例，《脉经》中说“数中一止”为促，高阳生在《脉诀》中说“寻之极数，并居寸口”为促，照此说法，所谓“促脉”除至数增加外，桡骨动脉的搏动部要较通常部位移向手掌一端才叫“促脉”，但这样的描述没有临床作依据，临床很少见到有这样的事实，这样难于切合实际的脉象只好留待研究了。然而某些同志解释说：数止为促，大概是脉搏快到了数不清的程度，则称为促脉（见《中医药进修手册·第一辑》）。“数止为促”绝不是“脉搏快到了数不清”的意思。假如不肯纠正古文献中的一些错误认识，不肯去粗取精、去伪存真地进行整理而加以重新认识，这就诚如斯大林所说，“离开实践的理论是空洞的理论”，空洞的理论便是不科学的。

总而言之，中医的脉学，有其合乎科学的部分，也有其不合乎科学的部分，我们要根据辩证唯物论的原则对中医脉学进行研究、认识、改造、实践，即研究中医脉学要掌握正确的思想方法，揭开其玄学的外衣，接受其合理的内核，既不是沾沾自喜于一得之功与一孔之见，也不能逐一逐二地按照科学理论机械地去作对照，因为中医学理论并不全都是科学的。事实上，中华人民共和国成立二三年来，中医师在人民政府英明的号召之下都积极地要求进步，对于古老的中医学都愿意重新认识，衡以科学的评价。

我是中医界中同样有这些要求的一员，只是才力薄弱，不自揣量，草拟了这册《脉学研究十讲》出来，不用说，距离实际合用至少还有十万八千里，这不过是我大胆的尝试和初步的探索。我在十年前曾写过一册《仲景脉法学案》，现在看来，那也是错误百出的，希望从我这册研究草稿中，对那本“学案”有些纠正。我怀抱万分热望，要求中西医先进给我严格的批评和指正。只有在大家的批评和指正下面，才能更正确地达到批判继承的任务。

任应秋<br>1952年2月苏联建军节<br>于江津寓所

# 目录

# 第一讲　脉学溯源

有人认为，“切脉治病”已成为中医诊断学上唯一的武器，本来还有“望”“闻”“问”三种诊法，且《难经》中说：“望而知之谓之神，闻而知之谓之圣，问而知之谓之工，切而知之谓之巧。”这是中医学自古至今的“四诊”，但时下有些中医，竟不惜废弃了望、闻、问三种诊法而单讲切脉，因此一般病家找中医看病便直截了当地说“看脉”，“看脉开方”成了中医诊治疾病的全部内容，似乎这样就尽到了诊断之能事。甚至“上焉者”认为，通过切脉还能知其人的贫富贵贱、寿夭穷通，即所谓的“太素脉”。这样“神气”的脉学，究竟是哪个大发明家的发明？创始于什么时代？真有这样的“神气”吗？这些问题，都值得我们讨论一下。

《周礼》中说：“以五气、五声、五色，眡其死生，两之以九窍之变，参之以九脏之动。”贾疏：“脏之动，调脉之至与不至，谓九脏在内，其病难知，但诊脉至与不至也。”这就是经书中关于“四诊”的主要根据，也可说是“切脉”在历史文献上的最早记载。《史记》中说太仓公“传黄帝扁鹊之脉书”，这根本是句空话，实际上无论是《黄帝脉书》还是《扁鹊脉书》都是不存在的。不独此也，我们在史册上曾见到这样一些脉书书目:《脉经》《脉经略》《黄氏脉经》《脉生死要说》《亡名氏脉经》《三部四时五脏辨诊色决事脉》《华佗观形察色并三部脉经》，以上可见《隋志》;《涪翁诊脉法》，可见《后汉书·郭玉传》;《素女脉诀》《夫子脉诀》，以上可见《礼记正义》;《黄帝脉经》《扁鹊脉经》《张仲景脉经》，以上可见《宋志》;《黄帝脉诀》《仓公生死秘要》，以上可见《崇文总目》;《扁鹊脉髓》，可见《菉竹堂书目》。

这些有名无实的脉书，很可能是出于好事者为自圆其说而伪造的。目前可以看到的脉书，除《黄帝内经》(以下简称《内经》)《难经》有内容谈脉而外，就以王叔和的《脉经》算是脉书最早的专著了。王叔和专心立志地著了一部脉书，他对脉学的看法是怎样的呢？《脉经·自序》中说:“脉理稍微，其体难辨，弦紧浮芤，展转相类，在心易了，指下难明，谓沉为伏，则方治永乖，以缓为迟，则危殆立至，况有数候均见，异病同脉者乎。”

王叔和这位大师，他对脉学的修养，也不过就是“在心易了，指下难明”如斯而已。王叔和是传脉学的祖师，他自己虽说是“撰集岐伯以来，逮于华佗”，但就《脉经》十篇的内容来看，并没有超出《难经》的范围。相传《难经》的作者是扁鹊，但扁鹊的特长是临床经验丰富、治疗技术高明，而不在传脉学。实际上，扁鹊就不十分讲究切脉。如《史记·扁鹊仓公列传》中说："乃悉取其禁方书尽与扁鹊，忽然不见，殆非人也。扁鹊以其言饮药，三十日，视见垣一方人，以此视病，尽见五脏癥结，特以诊脉为名耳。"这明明是说，扁鹊得到长桑君传授的是"禁方"，吃了三十日的"上池水"，已能"尽见五脏癥结，视见垣一方人"，"切脉"对他来说已无用武之地了，即使是"切脉"，也无非是图个"名气"罢了（"特以诊脉为名耳"）。就是说，"切脉"对扁鹊来说，并不是主要的诊病方法，请看他的两个医案。

一则，《史记·扁鹊仓公列传》中记载："当晋昭公时，诸大夫强而公族弱，赵简子为大夫专国事，简子疾，五日不知人……扁鹊曰：血脉治也，而何怪？昔秦穆公尝如此七日而寤……今主君之病与之同……居二日半，简子寤。"

二则，《史记·扁鹊仓公列传》中记载："太子病气血不时……暴蹶而死。扁鹊曰：其死何如时？曰：鸡鸣至今日。收乎？曰：未也，其死未能半日也。……入诊太子，当闻其耳鸣而鼻张，循其两股以至于阴当尚温也……所谓尸蹶者也……扁鹊乃使弟子子阳厉针砥石，以取外三阳五会，有间，太子苏，乃使子豹为五分之熨，以八减之剂和煮之，以更熨两胁下，太子起坐，更适阴阳，但服汤二旬而复故。"

前一个医案，是扁鹊经验丰富的成功；后一个医案，是扁鹊临床诊察周详和针灸技术的高明。所以扁鹊直截了当地说："越人之为方也，不待切脉。"他又坦白地说："越人非能生死人，此自当生者。"余云岫先生骂扁鹊"是江湖医第一滑头货"我是不同意的。他为"带下医""耳目痹医""小儿医"，都享有盛名，这是扁鹊灵活运用经验，于临床精详不苟，实际技术高明的结果。不过太史公说"天下言脉者由扁鹊也"这应由太史公负责了，因扁鹊本人没有承认凭切脉治病，长桑君亦没有传脉学给扁鹊，"天下言脉由扁鹊"这句话从何说起呢？

唐王勃序《难经》时说："黄帝八十一难，是医经之秘录也。昔者岐伯以授黄帝，历九师以授伊尹，伊尹以授汤，汤历六师以授太公，太公授文王，文王历九师以授医和，医和历六师以授秦越人，越人始定章句，历九师以授华佗，佗历六师以授黄公，黄公以授曾夫子。"扁鹊既没有矜持切脉，也不曾著传脉学的《难经》，充其极也不过"定章句"而已。

反之，《史记·扁鹊仓公列传》中记载："太仓公者……传黄帝、扁鹊之脉书。"太仓公对于脉法倒还相当有兴趣，因为他的老师"公乘阳庆"曾以脉学教他，仓公自己亦说"谒受其脉书上下经"，因此，仓公的"神乎其技"完全凭切脉了。诸如《史记·扁鹊仓公列传》中说："齐侍御史成，自言病头痛，臣意诊其脉，得肝气，肝气浊而静，此关内之病也。脉法曰：

脉长而弦，不得代四时者，其病主在于肝。”“齐王中子诸婴儿小子病，召臣意诊，切其脉，告曰：气隔病……所以知小子之病者，诊其脉，心气也……脉法曰：脉来数，病去难而不一者，病主在心。”“齐郎中令循病，众医皆为蹷，人中而刺之。臣意诊之，曰涌疝也，令人不得前后溲……所以知循病者，切其脉时，右口气急，脉无五脏气，右口脉大而数，数者中，下热而涌，左为下，右为上，皆无五脏应，故曰涌疝。”“齐中御府长信病，臣意入诊其脉，告曰：热病气也……所以知信之病者，切其脉时，并阴。脉法曰：热病阴阳交者死，切之不交，并阴。并阴者，脉顺清而愈。”以下还有“齐王太后病”等十多个案例，都是凭脉断证，并根据“脉法”，道出病机，确定治法和预后。

以上这些都能证明，太仓公于脉学是有相当造诣的，他教徒弟亦主要是传脉学。例如《史记·扁鹊仓公列传》中说：“问臣意曰：吏官尝有事学意方，及毕竟得意方不？何县里人？对曰：临菑人宋邑，臣意教以五诊，岁余。济北王遣太医王禹学，臣意教以经脉高下，及奇络结……岁余。菑川王遣太仓马长冯信正芳，臣意教以按法顺逆……。高永侯家杜信喜脉，来学，臣意教以上下经脉五诊，二岁余。临菑召里唐安来学，臣意教以五诊上下经脉，奇咳四时应阴阳重，未成，除为齐王侍医。”其中所谓“五诊”，《正义》注曰：“谓诊五脏之脉。”太仓公教这么多徒弟，都传以脉学，但他亦很矜持地说：“意治病人，必先切其脉，乃治之，败逆者不可治，其顺者乃治之，心不精脉，所期死生，视可治，时时失之。”这是说，脉切得准，断病治疗就准，粗枝大叶，脉切不准，断病治疗就没有把握。像这样，太仓公还不够称是一位脉学大师么？所以说太史公言“天下言脉者由扁鹊”这个说法是不公道的。

中医单凭切脉诊病，应该以太仓公为祖师。有人说：“自晋王叔和作《脉经》，于是我国医士诊病专凭切诊。”这种说法也是不正确的。

王叔和的《脉经》，确是集《内经》《难经》脉学之大成，是中医脉学中的第一部专书。所以以后的脉书，都是祖述于他，甚至还伪托其名著成《王叔和脉诀》《王叔和小儿脉诀》等欺枉后世。那么，王叔和《脉经》的价值究竟怎样呢？徐灵胎在《医学源流论》中的批评比较公道：“所以《内经》《难经》及仲景之论脉，其立论反若甚疏，而应验如神；若执《脉经》之说，以为某病当见某脉，某脉当得某病，虽《内经》亦间有之，不如是之拘泥繁琐也。”的确，王叔和《脉经》和《难经》都说得繁琐驳杂，《内经》要比较具体而微，《伤寒论》《金匮要略》中的脉法倒是要着实得多。所以徐灵胎《医学源流论》中又说：“必当先参于《内经》《难经》及仲景之说而贯通之，则胸中先有定见，见后人之论，皆足以广我之见闻，而识力愈真，此读《脉经》之法也。”需要强调的是，不管《内经》《难经》还是王氏的《脉经》，都是不主张单纯切脉断证的。如《素问·徵四失论》中说：“诊病不问其始，忧患饮食之失节，起居之过度，或伤于毒，不先言此，卒持寸口，何病能中，妄言作名，为粗无穷。”

《难经》尽管论述庞杂，而“六十一难”中仍以切脉为“下乘”，不认为是诊断的唯一方法。王叔和固然立意传脉学，但他在《脉经》里亦强调地说：“声色症候，靡不赅备。”《金匮要略》中也说：“上工望而知之，中工问而知之，下工切而知之。”“脉法”在汉唐以前也不过是这样一个地位。唐宋以后的脉学，愈是演绎支离而不可闻问。所以王元标说：“以两指按人之三部，逐定其某腑某脏之受病，分析七表八里九道，毫毛不爽，此不但世少其人，虽古亦难有也，此不过彼此相欺耳。”寇宗奭亦说：“据脉供药，是医家公患。”

于此，我可以做出三点结论：①望、闻、问、切，是中医具体的诊断方法，不能割裂单用，切脉的作用更不能大过于“望”“闻”“问”三诊，单凭切脉断证是不全面的；②切脉是古法，可能在周秦时候就有了，具体记载于《内经》中，实验于张仲景，演绎于王叔和；③扁鹊并不矜持脉法，单纯的据脉断证，作俑者始于太仓公。

# 第二讲　脉搏生理

有的中医为什么唯独着重切脉呢？大多由于养成了“取巧”的作风，中医学的“脉”是“视而不见，听而不闻”的（不包括血循环的含义），随便捉捉手，便可以任意地谈出一番道理来，在糊弄病人的同时又炫耀了自己的“工夫”，反正是没有根据的。这里有三种人：一是“下焉”者，一无所知；二是用切脉来装点门面，“一切病情先生已从脉上看出来了”；三是按照“脉诀”对号入座，这是稍好一点的。

《脉赋》中云：“寸脉急而头痛，弦为心上之咎；紧是肚痛之征，缓即皮顽之候；微微冷入胸中，数数热居胃口；滑主壅多，涩而气少；胸连胁满只为洪而莫非，脐引背疼缘是沉而不谬。”于是这读过几首脉诀的，切着“急脉”便说病人头痛，切着“弦脉”便说病人心下有痰饮，切着脉“缓”便说皮肤不仁，切着脉“微”便说胸中有冷气似的，好像准此“无往而不利”，便凭着切脉来炫耀本领。“上焉”者，如太仓公之流，穿凿附会，头头是道。如《史记·扁鹊仓公列传》中记载：“齐王太后病，召臣意入诊脉，曰：风瘅客脬，难于大小便，溺赤，臣意饮以火齐汤，一饮即前后溲，再饮病已，溺如故，病得之流汗出滫，滫者，去衣而汗晞也。所以知齐王太后病者，臣意诊其脉，切其太阴之口湿然，风气也。脉法曰：沉之而大坚，浮之而大紧者，病主在肾，肾切之而相反也，脉大而躁，大者膀胱气也，躁者，中有热而溺赤。”齐王太后由于出汗感冒，出现便秘、尿赤，其实多喝点开水便可以解决问题，医者偏走了“太阴湿”“膀胱气”“主在肾”“大坚”“大躁”这一弯路，仍然说得不明不白，这些都是由于不明脉搏生理作用的缘故。

要懂得脉搏的生理，就先要懂得心脏的“唧筒”作用，《内经》有类似的论述。如《素问·六节藏象论》中云：“心者，生之本神之变也，其华在面，其充在血脉。”《素问·金匮真言论》中云：“南方赤色，入通于心……是以知其病之在脉也。”《素问·阴阳应象大论》中云：“在体为脉，在脏为心，在色为赤。”《素问·经脉别论》中云：“食气入胃，浊气归心，淫精于脉。”“心”是一个“唧筒”，它维持着血液的循环不息，以供给体内所有器官的需要，右心室唧血进肺循环（小循环），左心室唧血进体循环（大循环）。当左心室开始收缩的时期，这时候左心房里充满了血液，房室瓣是紧闭着的；这时肺静脉不断地把新鲜的血液注入左心房而增加了左心房里血压，这种压力终于冲开了二尖瓣，于是血液注入了左心室；左心室开始收缩所产生的压力，终于冲开了动脉瓣而把血液唧进主动脉；然后，左心室开始舒张了，压力消失了，但因为主动脉壁的弹性和血液的关系而将半月瓣压闭，血液向动脉的远端流去；当左心室把血液逼到主动脉的时候，就产生了一次脉搏，这个脉搏的波，比较血流的速率快得多，每秒钟可以推进九公尺；这种波愈离心愈弱，到了微血管就消失了。

如上所述，脉搏向外展开好像波浪一般，所以又叫作“脉搏波”。在动脉管系统的任何部位，管壁扩张很快地达到极点，惟在往后的回位则较缓。在毛细管中，因流床骤然变广，脉搏波便消失了，但如果小动脉扩大，有时脉搏也很可能传至毛细管的，脉书上所载的浮、沉、迟、数各种现象，都从这种脉搏波一一反应出来。

循环所需的时间相当的短，一滴血的微粒从某一处开始运行，经过肺循环与体循环仍回到原处，仅需 23 秒钟；一般的心跳 27 次，血液即可循环一周。影响心动速率的因素很多。一般大象每分钟心动 20 次，兔子是 120 次，老鼠是 700 次，总之，身体愈大，心动速率便愈低。胎儿平均每分钟心跳 140 次，婴儿每分钟 110 次到 130 次，儿童是 72 次到 92 次，成人更慢，女性平均每分钟心跳动 70 次到 80 次，男性每分钟是 65 次到 72 次。人在饭后心动速率要增高，运动时比安静时心动速率也增高，情绪受到刺激的时候心动速率也会有一个暂时的增高。归纳影响心动速率的因素有三：化学的、温度的、神经的。于此我们便知道心动的速率，便是脉搏波动的速率，影响心动速率的原因，也就是影响脉搏波动的原因。

上述脉搏的生理过程，古人的认识不是很具体和确切的。例如《灵枢·脉度》中说："气之不得无行也，如水之流，如日月之行不休，故阴脉荣其脏，阳脉荣其腑，如环之无端，莫知其纪，终而复始。其流溢之气，内溉脏腑，外濡腠理。"以意测之，"内溉脏腑"是指肺循环，"外濡腠理"是指体循环，这样的"如环无端，终而复始"理论是比较正确的。如《灵枢·五十营》中说："人气行一周，千八分。日行二十八宿，人经脉上下左右前后二十八脉，周身十六丈二尺，以应二十八宿，漏水下百刻，以分昼夜。故人一呼，脉再动，气行三寸；一吸脉亦再动，气行三寸，呼吸定息，气行六寸，十息气行六尺，日行二分，二百七十息，气行十六丈二尺，气行交通于中，一周于身，水下二刻，日行二十五分，五百四十息，气行再周于身，水下四刻，日行四十分，二千七百息，气行十周于身，水下二十刻，日行五宿二十分，一万三千五百息，气行五十营于身，水下百刻，日行二十八宿，漏水皆尽，脉终矣。"《素问·平人气象论》中说："黄帝问曰：平人何如？岐伯对曰：人一呼脉再动，一吸脉亦再动，呼吸定息，脉五动，闰以太息，命曰平人，平人者，不病也。常以不病调病人，医不病，故为病人平息以调之为法。人一呼脉一动，一吸脉一动，曰少气。人一呼脉三动，一吸脉三动而躁，尺热曰病温，尺不热脉滑曰病风，脉涩曰痹。人一呼脉四动以上曰死，脉绝不至曰死。……胃之大络，名曰虚里，贯膈络肺，出于左乳下，其动应衣，脉宗气也。”“左乳下”正是心尖的部位，“其动应衣”正是心脏唧血的跳动，为脉搏动的原动力而称为“脉宗气”，这也是对的。但牵涉到“胃大络”，那又不对了。“宗气”亦只可以当原动力讲，是说得过去的；如果以为“人气行一周”那样说法，就不对了。因为心脏的唧血搏动作用，主要是由于心肌的特性，并不是另外有什么“气”在推动。有人说：中医学的“气”，许多地方都代表了“神经”的作用，但用在这里仍然说不通，因为心肌的有节律的收缩功能是先天的，和“神经”的关系不太大，事实上在胚胎时期，神经尚未形成之前，心脏已经能收缩了。至“几寸”“几丈”云云，不但不正确，现在已根本用不着了，切脉时只须用附有秒针的时表，计其二十秒的至数而三倍之，或三十秒之至数而二倍之，充其量，计足一分钟，便得之矣。

脉的搏动率即是心脏缩张的搏动率，也就是说，脉至数就是心脏缩张的至数，于是便知道脉搏搏动的变化，首先是代表心脏疾病的变化，或是全身疾病的变化，切脉就是考察心脏与全身病变方法的一种，无所秘密、无所神气。不过要注意的一点，动脉管本身有了病变，也是常常影响脉搏的，不容漠视。有的中医过于偏信脉法，不惜穿凿附会，也就是没有彻底了解脉的生理的缘故。

# 第三讲　三部脉法与桡骨动脉

只要是动脉浅在的地方都可以数到脉搏，除我们一般使用的腕部的桡骨动脉外，在耳前也可以摸到颈外动脉的颞上支，胸锁乳突肌的前缘可以摸到颈总动脉，腹股沟中点可以摸到股动脉，腘窝里可以摸到腘动脉，以及脚上的胫前动脉等，不一而足。在古时只要审到脉管显露，或者“脉动应手”，甚至看到“其动应衣”的地方，都要进行“切脉”。《素问·三部九候论》中云：“帝曰：何谓三部？岐伯曰：有下部，有中部，有上部，部各有三候，三候者，有天，有地，有人也，必指而导之，乃以为真。上部天，两额之动脉；上部地，两颊之动脉；上部人，耳前之动脉。中部天，手太阴也（王冰注：在掌后寸口中，是谓经渠，动应于手）；中部地，手阳明也（王冰注：在手大指次指歧骨间，合谷之分，动应于手也）；中部人，手少阴也（王冰注：在掌后锐骨之端，神门之分，动应于手也）。下部天，足厥阴也（王冰注：在毛际外，羊矢下一寸半陷中，五里之分，卧而取之，动应于手也，女子取太冲，在足大指本节后二寸陷中是）；下部地，足少阴也（王冰注：在足内踝，后跟骨上陷中，太溪之分，动应手）；下部人，足太阴也（王冰注：在鱼腹上趋筋间，直五里下箕门之分，宽巩足，单衣沉取乃得之，而动应于手也，候胃气者，当取足跗之上，冲阳之分，穴中脉动乃应手也）。”

以上动脉，除两额、两颊、耳前的都很明显外，手太阴以下的分列于下：经渠，桡骨动脉，即所谓“手太阴”；合谷，桡骨动脉，即所谓“手阳明”；神门，掌侧动脉，即所谓“手少阴”；五里，外阴部动脉，即所谓“足厥阴”；太冲，趾骨动脉，即所谓“足厥阴”；太溪，后胫骨动脉，即所谓“足少阴”；箕门，膝关节动脉，即所谓“足太阴”；冲阳，循背骨间动脉，即所谓“候胃气”。由此可知，古人切脉是要切遍头、手、足的，只有这些地方的动脉比较显露，容易诊察。虽然其中言“天”“地”“人”，其取义不过就在这一点，也就是“三部九候”的精义。在临床实践中，诊一个病要切这多处动脉的脉搏是极不方便的，久而久之，就在方便的地方随便巧切两处，不方便的地方干脆就不切了。兼以《内经》中一再强调“人迎”“寸口”“少阴”三部脉的重要，于是为了简约起见，切脉便舍去“九候”，只诊“三部”。

《灵枢·经脉》中说：“肺手太阴之脉……盛则泻之……不盛不虚，以经取之，盛者，寸口大三倍于人迎；虚者，则寸口反小于人迎也。大肠手阳明之脉……盛则泻之，虚则补之，热则疾之，寒则留之，陷下则灸之，不盛不虚，以经取之，盛者，人迎大三倍于寸口，虚者，人迎反小于寸口也。胃足阳明之脉……盛则泻之，虚则补之……不盛不虚，以经取之，盛者，人迎大三倍于寸口，虚者，人迎反小于寸口也。脾足太阴之脉……盛者，寸口大三倍于人迎，虚者，寸口反小于人迎也。心手少阴之脉……盛者，寸口大再倍于人迎，虚者，寸口反小于人迎也。小肠手太阳之脉……盛者，人迎大再倍于寸口，虚者，人迎反小于寸口也。膀胱足太阳之脉……盛者，人迎大再倍于寸口，虚者，人迎反小于寸口也。肾足少阴之脉……盛者，寸口大再倍于人迎，虚者，寸口反小于人迎也。心主手厥阴心包络之脉……盛者寸口大一倍于人迎，虚者，寸口反小于人迎也。三焦手少阳之脉……盛者，人迎大一倍于寸口，虚者，人迎反小于寸口也。胆足少阳之脉……盛者，人迎大一倍于寸口，虚者，人迎反小于寸口也。肝足厥阴之脉……盛者，寸口大一倍于人迎，虚者，寸口反小于人迎也。”又云：“……其虚实也，以气口知之……。”《灵枢·动输》中云：“黄帝曰：经脉十二，而手太阴、足少阴、阳明独动不休，何也？岐伯曰：足阳明胃脉也，胃者，五脏六腑之海，其清气上注于肺，肺气从太阴而行之……气之过于寸口也，上十焉息，下八焉伏……足之阳明何因而动？……其悍气上冲头者……合阳明，并下人迎，此胃气别走于阳明者也。……足少阴何因而动？岐伯曰：冲脉者，十二经之海也，与少阴之大络，走于肾……并少阴之经……出属跗上，入大指之间，注诸络，以温足经，此脉之常动者也。”

十二经的盛衰，都可以在“人迎”“寸口”这两处的脉搏看出来，而常动的脉，又只有“寸口”“人迎”“少阴”（太溪）或“趺阳”这三处，于是便有充分理由省略其他部位而只切按这三处了。“人迎”在颈结喉两旁，即颈部的左右总动脉，“太溪”和“趺阳”，一个是后胫骨动脉，一个是胫前动脉，“寸口”即桡骨动脉，这几处脉管都极显露，正如《灵枢》所谓“脉之见者”，是切脉最便利的地方。如张仲景在《伤寒论·自序》中说：“观今之医，不念思求经旨，以演其所知，各承家技，始终顺旧，省疾问病，务在口给，相对斯须，便处汤药，按寸不及尺，握手不及足，人迎趺阳，三部不参，动数发息，不满五十，短期未知决诊，九候曾无仿佛，明堂阙庭，尽不见察，所谓管窥而已。”

这个省略的“三部切脉”法，到了后汉时，切脉在临床上还嫌不够方便，仍在不断地探讨其更简便有效的脉法，发展的结果便是现在的单诊寸口脉，即桡骨动脉。如廖平在《人寸诊补正》中说：“《内经》针法，于足厥阴肝经云：男子取五里，女子取足太冲，考男女穴法皆同，无别取之必要，经之所以男女异穴而取者，以期门穴必卧而取之，其穴又近毛际，故避而取于足之大趾，久之，妇女足趾亦不可取，俗医乃沿古经异穴之法，取之于手，行之便利，又推于男子，至喉头之人迎亦缩于两寸，人迎虽不如太冲期门之窒碍，以手扪妇女喉头，亦属不便，数十百年，天下便之，而后《难经》盛行，故欲行古法，必须女医。”又在《脉学辑要评》中云：“脉法缩三部于两寸，于女子缠足大有关系，读小学载一旗妇，不肯医持手诊脉，宁病而死。仲景、叔和，妇女皆诊喉足，齐梁俗医，乃改古法，妇女自难诊喉，足弓鞋窄侧，其风渐甚，诊足之法不能行，医者从俗，妇女但诊两手，一时利其巧便，因推其法于男子，久之，而《难经》《脉诀》出焉；推其原理，当由缠足阶之厉也。”

在封建社会里，由于旧礼教的关系，把诊三部脉蜕变而为单诊寸口，是否纯属这个原因姑不置论，惟《难经》《脉经》问世以后，独诊寸口之风盛行，这却是显然可见的。仲景书中虽亦间或谈到“关”“尺”，那都是后人加入的，这早已有人评论过。如廖平在《三部篇补正》中说：“《动输》篇三部，寸口，人迎，少阴，为仲景所祖，仲景书中的三部，三处，皆据此而然……间有关尺字，皆为后人所羼，如平脉言三处，后人于其上加入寸口、关中、尺上六字是也。”

余云岫在《医学革命论》中也说：“张仲景的《伤寒论》，他常常说寸口、趺阳，趺阳在什么地方，学者意见颇有不同，这是另一个问题，但是可以证明仲景不是只诊寸口动脉的，而且《伤寒论 · 自序》里面，也很说坐持寸口的丑话，更可以见得仲景是反对只诊寸口动脉的人。后来杨上善等，对于寸口脉法也表示不满足，可见得寸口诊脉的法儿，在汉魏六朝的时候不是正法，一般学者都看不起。但是他的起源却是在于《难经》。”

《难经 · 一难》便说：“十二经中皆有动脉，独取寸口以决五脏六腑死生吉凶之法，何谓也？然：寸口者，脉之大会，手太阴之动脉也。”这个理由是多么牵强呀，假如“脉之大会”可以成为理由，诊“冲脉”当比诊“寸口”还重要才对。《灵枢 · 海论》中说：“冲脉者，为十二经之海，其输上出于大杼，下出于巨虚之上下廉。”《灵枢 · 逆顺肥瘦》中说：“夫冲脉者，五脏六腑之海也，五脏六腑皆禀焉。”《素问 · 痿论》中说：“冲脉者，经脉之海也，主渗灌溪谷。”

为什么不诊“冲脉”呢？陆渊雷在《诊断治疗学》中说：“寸口较之人迎、趺阳，尤为便利合用而已，并无他种深妙理由。”的确，桡骨（寸口）动脉，浅在皮下，最容易触知，诊断时不仅使病人省却麻烦，即用器械检查亦最适当。至于“大会”之说，虽说言之有理，却是持之无据，没有根据的理论是不足以说服人的。

桡骨动脉沿前臂外侧向下，到桡骨茎突上方，本支转为桡骨外侧，再向下经过第一掌间隙而到手的掌面构成手深弓，最后和尺动脉的掌深支吻合，这是桡骨动脉一般的解剖情况。但有的人越骨而走于外上方，中医学称为“反关脉”。因为正当桡骨突起处，旧说叫作“关”的缘故，这种“反关脉”不能在平常部位触知，把病人掌侧放起，要在大拇指后面的腕部侧才能切得脉搏，这是解剖上的异常现象。还有一种是尺骨动脉比桡骨动脉要粗大得多，以致寸口的脉搏异常微小，必须靠小指的一边去切按尺骨动脉，这是生理上的异常现象。这两种异常现象，不管在两手或一只手，临床都是可以遇着的。

“切脉”省略到“寸口”以后，又出现了一个变象的“三部九候”说，作俑的也是《难经》。《难经·十八难》中说：“脉有三部九候，各何主之？然，三部者，寸、关、尺也；九候者，浮、中、沉也。上部法天，主胸以上至头之有疾也；中部法人，主膈以下至脐之有疾也；下部法地，主脐以下至足之有疾也。”这样一变，俨然远古时“人迎”“寸口”“少阴”各部“天”“地”“人”之法均备。这时，一般医生更乐得应用，进而祖述不休。关于“寸”“关”“尺”之分，《难经·二难》中说：“从关至尺，是尺内，阴之所治也；从关至鱼际，是寸内，阳之所治也。故分寸为尺，分尺为寸，故阴得尺内一寸，阳得寸内九分，尺寸终始一寸九分，故曰尺寸也。”

至于“关”的定位法，在《千金要方·平脉大法第一》

有明确的记载：“问曰：何谓三部脉？答曰：寸关尺也。凡人修短不同，其形各异，有尺寸分三关之法，从肘腕中横文，至掌鱼际后文，却而十分之，而入取九分，是谓尺；从鱼际后文却还度取十分之一，则是寸；寸分之而入取九分之中，则寸口也，此处其骨自高故云。阴得尺内有寸，阳得寸内九分，从寸口入却行六分为关分，从关分又入六分为尺分。又曰：从鱼际至高骨却行一寸，其中名曰寸口，从寸口至尺，名曰尺泽，故曰尺寸；寸后尺前，名曰关，阳出阴入，以关为界。”高骨（桡骨的突起处）为“关”，关前为“寸”，关后为“尺”，从此便成了寸口诊脉法之定案。

寸口的三部切脉法，朱肱在《活人书》中说得很清楚：“先以中指揣按得关位，乃齐下前后二指为三部脉……先诊寸口，浮按消息之，次中按消息之，次重按消息之，次上竟消息之，次下竟消息之，次推指外消息之，次推指内消息之。”这个诊桡骨动脉的切脉法，流传到现在依然一成未变，百家恭奉，尤其是宋朝大儒朱熹跋《郭长阳医书》还推崇备至地说：“予尝谓古人之于脉，其察之固非一道，然今世通行惟寸关尺之法为最要，且其说具于《难经》之首篇，则非下俚俗说也。故郭公（郭雍）此书备载其语，而并取丁德用密排三指之法以释之，夫《难经》则至矣。至于德用之法，则余窃意诊者之指有肥瘠，病者之臂有长短，以是相求，或未得定论也。盖尝细考《经》之所以分寸尺者，皆自关而前却（犹言前后）以距乎鱼际尺泽。是则所谓关者，必有一定之处，亦若鱼际尺泽之可外见而先识也。然今诸书皆无的然之论，惟《千金》以为寸口之处，其骨自高，而寸关尺皆由是而却取焉，则其言之先后，位之进退，若与经文不合，独俗所传《脉诀》五七言韵语者，词最鄙浅，非叔和本书明甚，乃能直指高骨而为关，而分其前后以为寸尺阴阳之位，以得《难经》本旨。”

章太炎对中国医学本有很多识见，独于“诊脉”则模糊其词，这也是由于不识得脉搏生理的缘故。章氏论诊脉有详略之法云：“寸口三部，其血管则一耳，寸之浮，关之平，尺之沉，以肌肉厚薄使然。因以浮者候心肺，平者候肝脾，沉者候两肾及腹，其取义若是矣。及其病也，迟、数、浮、沉、大、小之度，诡于恒时，而三部亦有错异，或乃一脏病剧，则一部独应，此固非古人虚说，今世医师，人人皆得验而得之？实征既然，不能问其原也，脉本属心，而他脏腑之病亦可形之于脉，实征既然，亦不能问其原也。”章氏既知道桡骨动脉只得一条，“脉本属心”，偏又说它能够“一部独应”，“他脏腑之病亦可形之于脉”，理由是“实征既然，亦不能问其原也”。试问，如果没有理论（原），哪里会有实践（实征）来，没有理论指导（不能问原）的实践，还能算是正确的“实征”吗？所谓“实征既然”纯出于主观的见解，章氏这样的治学态度是不能满人意的。关于这一点，廖平的见解要比章氏正确得多。廖平在《黄帝太素人迎脉口诊补证》中说："特各经之病，必专诊本经之脉，乃为切直，使两寸可代九脏，则三部九候，经又何必立此繁重之法以困后人哉？必知两手只为手太阴肺经之脉，脉只一条，非有三截，又非三条可分脏腑，仲景本经专诊本经之脉，最为捷便，十一经有病，必辗转假借于寸口，毫厘之差，千里以谬，细考李所说，本因妇女而杜撰诊法，以求通俗，此为齐梁以后，私家求售之市道，其不足以言医，固不待烦言而解矣。"桡骨动脉只此一条，非有三截，只能切得一种脉象，万不能把十一经的病辗转假借于寸口，这是可以"问原"的"实征"，廖氏之说是正确的。

# 第四讲　质疑寸口脉分主脏腑

“动脉”是从心脏运血出去富于弹性可以伸缩质颇强韧的血管，在解剖学上可以分为三层：内层为血管内膜，是弹力纤维组织；中层为肌层，是由平滑肌夹杂弹力纤维构成；外层为血管外膜，是由弹力纤维构成。动脉血管的作用受到传入神经和传出神经的指使，如迷走神经把靠近心脏大血管的感觉送到中枢神经系统，这是“传入神经”。血管收缩神经，能收缩血管的肌层，以适应周围的抗力。收缩中枢神经在延髓里，假使这个中枢受到了抑制或是机能不足，血管就会比平时还要扩大；但若是相反，这个中枢机能过分亢进，血管也就异于寻常的缩小。其次是血管舒张神经，当它的指令传递到血管时，血管的直径就扩大到极度。血管收缩神经、血管舒张神经，属于“传出神经”。无论传入神经、传出神经，统属于血管运动中枢神经控制，因此这个中枢就包括了使血管收缩和舒张的两个作用，受着血液成分及从许多传入路线冲动的影响。动脉管的解剖生理清楚了，便可以理解动脉搏动除受心脏影响而外的一些原因。

根据上述动脉血管的解剖生理来看，脉搏的动作直接受着心脏唧血以及血管运动中枢的指使，没有其他的脏器可以影响到脉动。至于桡骨动脉，它仅是肱动脉的分支之一（另一支是尺动脉），肱动脉是腋动脉的续行段，推源而往仍是由心脏出来的，也没有任何脏器与之有关，这些交代清楚了，看看寸口脉动有分主脏腑的可能吗？

寸口脉动分主脏腑，实滥觞于《难经》，创立于王叔和。如《难经·十八难》中说："上部主胸以上至头之疾，中部主膈以下至脐之疾，下部主脐以下至足之疾。"这无异乎说：头部和胸腔里脏器的病脉见于"寸"，胸腔到肚脐这一段脏器的病脉见于"关"，肚脐以下脏器和两足的病脉见于"尺"，理由是"上以候上，中以候中，下以候下"。又《难经·第四难》中说："呼出心与肺，吸入肾与肝，呼吸之间脾。"即呼吸也分主脏腑。其中又说："浮而大散者，心也；浮而短涩者，肺也；牢而长者，肝也；按之濡，举指来实者，肾也；脾者，中州，故其脉在中。"切脉的"浮""中""沉"也分主脏腑。又《难经·第九难》中说："数者，腑也；迟者，脏也。"即脉搏的快慢也分主脏腑。不过这还是笼统的分法，还没有分配给左右手。及王叔和著《脉经》时，分主脏腑的立论便更具体了。例如《脉经·两手六脉所主五脏六腑阴阳逆顺第七》中说："肝心出左，脾肺出右；肾与命门，俱出尺部。"（原书谓出《脉法赞》）自此以后，两手六脉都各有其所主的脏腑了。但历代医家的意见并不一致，兹把主要几家的说法，列表如下（表1）。

表1　历代医家六脉所主脏腑说

| 六　脉 | | | 王叔和 | 张景岳 | 李时珍 | 医宗金鉴 |
|---|---|---|---|---|---|---|
| 左手 | 寸 | 外 | 心 | 心 | 心 | 膻中 |
| | | 内 | 小肠 | 膻中 | 膻中 | 心 |
| | 关 | 外 | 肝 | 肝 | 肝 | 胆 |
| | | 内 | 胆 | 胆 | 胆 | 肝 |
| | 尺 | 外 | 肾 | 肾 | 肾 | 小肠膀胱 |
| | | 内 | 膀胱 | 膀胱大肠 | 小肠 | 肾 |
| 右手 | 寸 | 外 | 肺 | 肺 | 肺 | 胸中 |
| | | 内 | 大肠 | 胸中 | 胸中 | 肺 |
| | 关 | 外 | 脾 | 脾 | 胃 | 胃 |
| | | 内 | 胃 | 胃 | 脾 | 脾 |
| | 尺 | 外 | 命门 | 肾 | 肾 | 大肠 |
| | | 内 | 三焦 | 小肠 | 大肠 | 肾 |

上述四家对寸口脉分主脏腑的意见，可说没有哪一部是认识统一的，言人人殊，难坏了陈修园在其间“折冲樽俎”方方应付，认为都有道理。他在《公余六种》中很圆滑地说：“王叔和以大小二肠配于两寸，取心肺与二肠相表里之义也。李濒湖以小肠配于左尺，大肠配于右尺，上下分属之义也。张

景岳以大肠宜配于左尺，取金水相从之义。小肠宜配于右尺，取火归火位之义，俱皆近理，当以病症相参……一家之说，俱不可泥如此。况右肾属火，即云命门，亦何不可。三焦鼎峙两肾之间，以应地运之右转，即借诊于右尺，亦何不可乎。”这样左右之说都有理由，反而使人莫知所从了，好在“脏腑不语，又何伤”。这些在寸口主张分主脏腑的见解，从明朝以后都抬出《内经》来立论，大谈其根据。陈修园也是其中的一个，他们依据是《素问·脉要精微论》曾说：“尺内两傍，则季胁也，尺外以候肾，尺里以候腹中，附上左外以候肝，内以候鬲，右外以候胃，内以候脾，上附上，右外以候肺，内以候胸中，左外以候心，内以候膻中，前以候前，后以候后，上竟上者，胸喉中事也；下竟下者，少腹腰股膝胫足中事也。”

但是，《内经》中的“尺”字，多不是指的脉搏言，而是指皮肤言。例如《素问·平人气象论》中说：“尺热曰病温，尺不热，脉滑，曰病风……尺涩脉滑，谓之多汗，尺寒脉细，谓之后泄。”意思是说：皮肤发热的是病“温”，皮肤不热而脉滑的是病“风”，皮肤涩而脉滑的，伴有多汗、皮肤冷而脉细的，为后“泄”。又如《灵枢·论疾诊尺》中说：“尺肤滑，其淖泽者，风也；尺肉弱者，解㑊安卧……尺肤滑而泽脂者，风也；尺肤涩者，风痹也；尺肤粗如枯鱼之鳞者，水泆饮也；尺肤热甚，脉盛躁者，病温也；……尺肤寒其脉小者，泄、少气；尺肤炬然，先热后寒者，寒热也；尺肤先寒，久之而大热者，亦寒热也。”《灵枢·邪气脏腑病形》中说：“夫色脉与尺之相应也，如桴鼓影响之相应也，不得相失也……脉急者，尺之皮肤亦急；脉缓者，尺之皮肤亦缓；脉小者，尺之皮肤亦减之而少气；脉大者，尺之皮肤亦贲而起；脉滑者，尺之皮肤亦滑；脉涩者，尺之皮肤亦涩。凡此变者，有微有甚。”上述列举的《内经》中的“尺内”“尺外”之说，都是古人诊皮肤之法。正如廖平所说：“论疾诊尺之尺字，为皮字之剥文。”不过这里还需说明的是：古文献中凡“尺内尺外”和“尺之皮肤”等语，都是指“尺泽”而言，尺泽穴在桡骨与上膊的关节部，当二头膊肌腱的外缘，膊桡骨肌起始部的内缘，循返回桡骨动脉分布桡骨神经、外膊皮神经等；“尺热”“尺涩”等语，是泛指一般皮肤。

以上说明，以“寸”“关”“尺”分主脏腑，不是出自《内经》，而且在《内经》里丝毫找不出“关脉”的线索来。然则，寸口脉分主脏腑完全没有根据吗？不是的。根据于《五行大义》引用的《河图说》中说：“肝心出左，脾肺出右；肾与命门，并出尺部。”而王叔和《脉经》所引用的《脉法赞》中说：“肝心出左，脾肺出右；肾与命门，俱出尺部。”这里只是一个“俱”字和“并”字之差，可见王叔和根据《脉法赞》，《脉法赞》根据《五行大义》所引的《河图说》。《五行大义》

是讲灾异的纬书，充满了不可捉摸的玄学。主张寸口脉分主脏腑者，认为这个依据不可靠，便想以《内经》来做立论之本。不管怎样，“左手心肝肾，右手肺脾命”这种生吞活剥的分主方法，总没有离开“五行生克”的理论，否则是无法说服人的。如《难经·十八难》中说：“脉有三部，部有四经，手有太阴阳明，足有太阳少阴，为上下部，何谓也？然：手太阴阳明金也，足少阴太阳水也，金生水，水流下行而不能上，故在下部也，足厥阴少阳木也，生手太阳少阴火，火炎上行而不能下，故为上部，手心主少阳火，生足太阴阳明土，土主中宫，故在中部也，此皆五行子母更相生养者也。”又如，储泳在《祛疑说》引《尊生经》云：“左手之寸极上，右手之寸极下，男子阳顺，自下生上，故极下之地，右手之尺，为受命之根本，如天地未分，元气混沌也，既受命矣，万物从土而出，惟脾为先，故右手尺上之关为脾，脾土生金，故关上之寸为肺，肺金生水，故右手之寸，越左手之尺为肾，肾水生木，故左手尺上之关为肝，肝木生火，故关上之寸为心。”

总而言之，强以一条动脉分主脏腑的理论，上不宗《内经》，下难符科学，凭空臆说仍不离五行往复，无论于古于今，稍为明理者都不足置辨，即以古还古，请看几辈古人的批评罢。

李时珍在《濒湖脉学》中说：“余每见时医于两手六部之

中，按之又按，曰某脏腑如此，某脏腑如彼，俨若脏腑居于两手之间，可扪而得，种种欺人之丑态，实则自欺之甚也。”《吴草芦文集》中说：“医者于寸关尺辄名之曰……此心脉，此肺脉，此肝脉，此脾脉，此肾脉者，非也，五脏六腑凡十二经，两手寸关尺者，手太阴肺经之一脉也……肺为气所出之门户，故名曰气口，而为脉之大会，以占一身焉！”王正宗在《难经疏义》中说：“诊脉之法，当从心肺俱浄，肝肾俱沉，脾在中州之说，王叔和独守寸关尺分部位，以测五脏六腑之脉者，非也。”

以上李、吴、王的说法，固然不尽如人意，然而他们都不信任“寸”“关”“尺”分主脏腑之说，这一点是正确的。

# 第五讲　机械脉法论

脉搏同心脏的关系，脉搏和心脏的生理，我们都有了比较明确的认识，于是心脏的强和弱，心动的规则与否，有没有歇止，以及脉管壁有无硬变，血压的高和低，这些现象是可以从脉搏上直接觉察得出来的。尤其是关于热性病的诊断和预后，关系尤大。所以在已经有了体温计、血压计、脉波计等物理诊断器械的今日，切脉仍然未可忽视。如伤寒、肺炎之类，体温升高固然是由于病性使然，无足介意，而脉搏的状态如何，确可为吉凶的预兆。例如伤寒初期超过每分钟 130 至者，即可知其为重症，宜加以警惕；脉数动摇而忽速忽迟的，也要留意；脉数阶梯形渐增，呼吸随之急促时，这是心脏衰弱的预告；不仅此也，就是脉之大小、脉之张力、脉之息止等，都有关系；真性肺炎，脉搏在 130 至以上者，预后亦多不良。

诊察脉搏的主要作用，在这些方面是很显著的。如要间接揣知疾病的具体趋势，自古以来，都要四诊合参，不可单凭切脉。所以《素问·阴阳应象大论》中说："善诊者：察色按脉，先引阴阳，审清浊而知部分，视喘息，听声音而所苦，观权衡规矩而知病所苦，按尺寸，观浮沉滑涩而知病所生，以治则无过，以诊则不失矣。”现在有部分中医，不论诊察什么病，把脉不到两分钟，便信口说“头痛”“腰痛”“口干”“发热”等，像真有“洞见垣一方人”的神气，诚如张仲景所谓“相对斯须，便处方药”，连“省疾问病，务在口给”这点工夫都省却了，甚至有的病人要多说两句话，反觉得啰嗦。他们的本领为什么有这样的“高强”呢？无他，就是记熟几篇《脉诀》，如斯而已。这些人机械到怎么样的程度呢？从诊断、治疗，以至预后，无所不包。《脉经》以后，像这类的著作真已“各尽其长”，兹举几个典型的例子表列如下，便可以窥其全貌了。李中梓的《诊家正眼》中寸口脉机械主病式，如表2所示。

表2 《诊家正眼》中寸口脉机械主病式

| 脉名 | 原因 | 主病 | | | | | |
|---|---|---|---|---|---|---|---|
| | | 寸 | | 关 | | 尺 | |
| | | 左 | 右 | 左 | 右 | 左 | 右 |
| 浮 | 病在表 | 伤风、头痛、鼻塞 | | 中焦风 | 风疾在膈 | 下焦风火小便不通 | |
| 沉 | 病在里 | 短气、胃痛引胁 | | 中寒、痛结、满闷 | | 背痛、湿痒、淋浊 | |

·续表·

| 脉名 | 原因 | 主病 | | | | | |
|---|---|---|---|---|---|---|---|
| | | 寸 | | 关 | | 尺 | |
| | | 左 | 右 | 左 | 右 | 左 | 右 |
| 迟 | 病为寒 | 上寒、心痛、停凝 | | 中寒、癥瘕、挛筋 | | 火衰小便不禁 | |
| 数 | 病为热 | 喘咳、口疮、肺痈 | | 胃热、邪火上攻 | | 相火、遗浊、淋癃 | |
| 滑 | 痰液 | 咳嗽、胸满、气逆 | | 胃热、壅气伤食 | | 淋、痢、男溺血、女经郁 | |
| 涩 | 血少、精伤 | 心痛、怔忡 | | 阴虚中热 | | 淋、血痢 | |
| 虚 | 血虚、伤暑 | 惊悸、怔忡 | 自汗气怯 | 血不营筋 | 不消化 | 腰膝痿痹 | 寒证 |
| 实 | 火热壅结 | 舌强气涌 | 呕逆咽痛 | 胁痛 | 气痛 | 便秘腹痛 | 相火亢逆 |
| 长 | 气逆火盛 | 君火为病 | 满逆 | 木实 | 胀闷 | 奔豚 | 相火盛 |
| 短 | 气虚 | 心神不足 | 头痛 | 伤肝 | 膈病 | 少腹痛 | 真火衰 |
| 洪 | 盛满气壅 | 心烦舌破 | 胸满气逆 | 肝气太过 | 胀热 | 水枯便难 | 龙火盛 |

·续表·

| 脉名 | 原因 | 主病 | | | | | |
|---|---|---|---|---|---|---|---|
| | | 寸 | | 关 | | 尺 | |
| | | 左 | 右 | 左 | 右 | 左 | 右 |
| 微 | 气血大衰 | 惊怯 | 气促 | 寒挛 | 胃冷 | 精枯 | 阳衰 |
| 细 | 诸虚劳损 | 怔忡不寐 | 呕吐气怯 | 肝竭 | 胀满 | 泄痢、遗精 | 下元冷 |
| 濡 | 髓竭精伤 | 健忘惊悸 | 腠虚自汗 | 血不营筋 | 脾虚 | 精血枯 | 火真元 |
| 弱 | 真气弱竭 | 惊悸健忘 | 自汗短气 | 挛急 | 水谷病 | 阳虚 | 阳陷 |
| 紧 | 寒邪诸痛 | 心满急痛 | 喘嗽 | 伤寒 | 伤食 | 脐下痛 | 奔豚、疝 |
| 缓 | 胃脉、不主病 | | | | | | |
| 弦 | 痛疟、痰饮 | 心痛 | 胸头痛 | 疟、癥瘕 | 胃寒膈痛 | 下焦饮 | 足挛、疝痛 |
| 动 | 痛、惊 | 惊悸 | 自汗 | 惊悸拘挛 | 心脾痛 | 亡精 | 龙火盛 |
| 促 | 火亢、物停 | 心火 | 肺鸣 | 血滞 | 食滞 | 遗精 | 灼热 |
| 结 | 阴寒凝结 | 疼痛 | 气寒 | 疝瘕 | 痰滞食停 | 痿躄 | 阴寒 |

·续表·

| 脉名 | 原　因 | 主　病 | | | | | |
|---|---|---|---|---|---|---|---|
| | | 寸 | | 关 | | 尺 | |
| | | 左 | 右 | 左 | 右 | 左 | 右 |
| 代 | 脏衰危候 | 两动一止三四日死 | | 四动一止六七日死 | | | |
| 革 | 表寒、中虚 | 虚痛 | 气壅 | 疝瘕 | 虚痛 | 精空 | 死 |
| 牢 | 坚积、病在内 | 伏梁 | 息贲 | 血积 | 阴寒痞癖 | 奔豚 | 疝瘕 |
| 散 | 危脉 | 怔忡 | 自汗 | 胀满 | 溢饮 | 水竭 | 死 |
| 芤 | 失血 | 心丧血 | 肺阴亡 | 肝失血 | 脾不摄血 | 便血 | 精漏 |
| 伏 | 久病 | 血郁 | 气郁 | 肝血在腹 | 寒凝水谷 | 疝瘕 | 少火消亡 |
| 疾 | 危象 | | | | | | |

据《脉经》上载，由切脉诊断为某病后，并由此确定应用何药、何方以为治疗，这在“评三关脉”“治宜”等章中都有详细的记载，列表见表3。

表3 《脉经》据脉治疗

| 脉部 / 脉状 | 症状 | | | 治法 | | |
|---|---|---|---|---|---|---|
| | 寸 | 关 | 尺 | 寸 | 关 | 尺 |
| 浮 | 中风发热头痛 | 腹满不欲食 | 下热、风、小便难 | 桂枝葛根汤 | 平胃丸 | 瞿麦汤 |
| 紧 | 头痛<br>骨肉痛 | 苦满急痛 | 脐下痛 | 麻黄汤 | 茱萸当归汤 | 当归汤 |
| 微 | 苦寒为衄 | 心下拘急 | 厥逆、小腹中拘急 | 五味子汤 | 附子汤 | 小建中汤 |
| 数 | 热在胃 | 胃有客热 | 恶寒、脐下热痛 | 吐法 | 知母丸 | 鸡子汤 |
| 缓 | 皮肤不仁风寒在肌肉 | 不欲食 | 小便赤黄、脚热下肿、小便难、有余沥 | 防风汤 | 平胃丸 | 滑石散 |
| 滑 | 胸中壅满吐逆 | 胃中有热、食即吐 | 妇：经脉不利<br>男：尿血 | 前胡汤 | 紫菀汤 | 朴硝煎、大黄汤 |
| 弦 | 心下愊愊微头痛 | 胃寒、心下厥逆 | 心腹痛拘急 | 甘遂汤 | 茱萸汤 | 建中汤 |
| 弱 | 自汗出而短气 | 胃虚有客热 | 发热骨烦 | 茯苓汤 | 竹叶汤 | 前胡汤 |

·续表·

| 脉部／脉状 | 症状 | | | 治法 | | |
|---|---|---|---|---|---|---|
| | 寸 | 关 | 尺 | 寸 | 关 | 尺 |
| 涩 | 胃气不足 | 血气逆冷 | 足胫逆冷、小便赤 | 地黄汤 | 干地黄汤 | 附子四逆汤 |
| 芤 | 吐血、衄血 | 大便下血数升 | 下焦虚、小便出血 | 竹皮汤 | 生地黄汤、生竹皮汤 | 竹皮生地黄汤 |
| 伏 | 噎塞不通 | 中焦有水气、溏泄 | 小腹痛、癥瘕、水谷不化 | 前胡汤 | 水银丸 | 大平胃丸 |
| 沉 | 胸中引胁痛 | 心下有冷气、苦满吞酸 | 腰背痛 | 泽泻汤 | 白薇茯苓丸 | 肾气丸 |
| 濡 | 自汗出 | 虚冷脾热 | 小便难 | 干地黄汤 | 赤石脂汤 | 瞿麦汤 |
| 迟 | 心痛、咽疼、吐酸 | 胃中寒 | 下焦有寒 | 附子汤 | 桂枝汤 | 桂枝丸 |
| 实 | 生热 | 胃痛 | 小腹痛、小便不禁 | 竹叶汤 | 栀子汤 | 当归汤 |
| 虚 | 生寒 | | | 茱萸丸 | | |
| 细 | 发热呕吐 | 脾胃虚 | | 黄芩龙胆汤 | 生姜茱萸蜀椒汤 | |
| 洪大 | 胸胁满 | | | 生姜汤 | | |

·续表·

| 脉部<br>脉状 | 症状 | | | 治法 | | |
|---|---|---|---|---|---|---|
| | 寸 | 关 | 尺 | 寸 | 关 | 尺 |
| 牢 | | 脾胃气塞，盛热，腹满响响 | 腹满、阴中急 | | 紫菀丸 | 葶苈子茱萸丸 |
| 洪 | | 胃气烦满 | | | 平胃丸 | |

《脉经》里凭着切脉，便可断定人的生死，其中有些内容，固不无经验，亦有相当的理由，但便以一概而论，未免过于武断，《中藏经》里论诊杂病必死脉便举了59种之多，兹就《脉经》诊百病生死等章中所载数例，表列见表4。

**表4 《脉经》生死脉**

| 病名 | | 症状 | 生脉 | 死脉 |
|---|---|---|---|---|
| 发热性病 | 伤寒 | 热盛 | 浮大 | 沉小 |
| | 温病 | 三四日以下无汗 | 大疾 | 细小难得 |
| | 热病 | 已得汗 | 静安 | 躁 |
| 出血性病 | 吐血衄血 | | 滑小弱 | 实大 |
| | 金创 | 血出太多 | 虚细 | 数实大 |
| | 肠澼 | 下脓血 | 沉小流连 | 数疾且大 |

·续表·

| 病名 | | 症状 | 生脉 | 死脉 |
|---|---|---|---|---|
| 其他 | 消渴 | | 数大 | 细小浮短 |
| | 咳嗽 | | 浮直软 | 沉紧小沉 |
| | 痃疾 | | 弦 | 大散代 |
| | 下利 | | 滑沉弱 | 强大浮速 |
| | 呕吐 | | 浮滑 | 沉数涩 |
| | 霍乱 | | | 代 |
| | 喘息 | | 滑 | 涩，四肢寒 |
| | 癫 | | 虚 | 实 |
| | 腹水 | 腹大如鼓 | 实 | 虚 |

《医宗必读》中还有所谓“内因”“外因”和“不内外因”之脉象：如喜虚、忧涩、怒濡、恐沉、惊动、悲紧，内因脉也；寒紧、暑虚、燥涩、湿濡、风浮、热洪，外因脉也；劳神虚涩、劳力紧、房帷过度微涩、饥缓弦、饱滑实，不内外因脉也。

切脉不独诊病，持旧脉法的机械论者还施于妊娠诊断上，亦极有把握。《脉经》中说：“妊娠初时，寸微小，呼吸五至，三月而尺数也；脉滑疾重，以手按之散者，胎已三月也；脉重手按之不散，但疾不滑者五月也。”不仅诊断妊娠，男女胎儿亦可由脉断定。《脉经》中有“妊脤四月，左疾为男，右疾为女，俱疾为生二子”的记载，《脉诀》亦直截地说：“左手带纵两个男，右手带纵一个女；左手脉逆生三男，右手脉顺还四女。”至于持“太素脉”者，凡人生的贵贱、寿夭、贫富、僧道、智慧、水火、官禄妻儿等，无一不可占于脉、决于脉，这些更是脉学中的玄虚之说。

但是这些不合理的机械脉法论，不但未足以取信于今日，即古之明达之士亦曾否定之。如寇宗奭在《本草衍义》中说：“《素问》言凡治病察其形气色泽，观人勇怯、骨肉、皮肤，能知其情，以为诊法，若患人脉病不相应，既不得见其形，医只据脉供药，其可得乎。”吴又可在《温疫论》中说：“夫脉不可一途而取，须知形气神色病症相参，以决安危为善。”李时珍在《濒湖脉学》中说：“世之医病两家，咸以脉为首务，不知脉乃四诊之末，谓之巧者尔，上工欲会其全，非备四诊不可。”

# 第六讲　脉搏的性类

在张仲景之前，凡大、小、滑、涩、浮、沉、迟、数、坚、散、细、弱、紧、虚、实、动、弦、微、结、促、革等脉搏的性状已分别有所记载，应用之于临床初无分类，自《脉诀》出现后，归纳出“七表”“八里”“九道”等名目，而为“二十四脉”。所谓“七表”，是指浮、芤、滑、实、弦、紧、洪等七脉，均属“阳脉”，因为七是奇数；所谓“八里”，是指微、沉、缓、涩、迟、伏、虚、弱等八脉，均为“阴脉”，因为八是偶数；所谓“九道”，是指长、短、虚、促、结、代、牢、动、细等九脉，因为“天有九星，地有九州，人有九脏，以应九宫”。李时珍在《濒湖脉学》中增列“数”“微”“散”三种脉象，而为“二十七脉”（有说李时珍益以长、短、牢三者为二十七，非也），李中梓的《诊家正眼》又增一“疾”脉，于是就有了现在的所谓“二十八脉”。

危亦林的《世医得效方》本孙思邈死脉之说，又列出“十怪脉”来，其说如下：弹石脉，来迟去数，如指弹石；解索脉，或聚或散，如绳索之解；雀啄脉，来三去一，若雀之啄食；屋漏脉，极缓，二息一至；虾游脉，忽有忽无，行尸之候；鱼翔脉，如鱼之摶尾动头；釜沸脉，如釜中沸汤；偃刀脉，如手循刀刃，无进无退，数无准；转豆脉，脉形如豆，周旋展转，并无息数；麻促脉，脉如麻子之纷乱细微。这些怪脉，一言以蔽之，总是心脏极度衰弱以及脉管硬变弛纵的征象。若硬要说出某怪脉主某脏绝，或某脏绝一定会出现某怪脉，这都没有临床事实的依据，因此也没有多大的价值。

脉搏的性类，归纳得这样复杂，多半都是在空谈，切合实际应用的并没有多少。如滑寿（滑伯仁）在《诊家枢要》中主张分为“浮、沉、迟、数、滑、涩”六脉，已足应用，其他脉搏的性类，都可以包括在这六脉里面。表释如下：

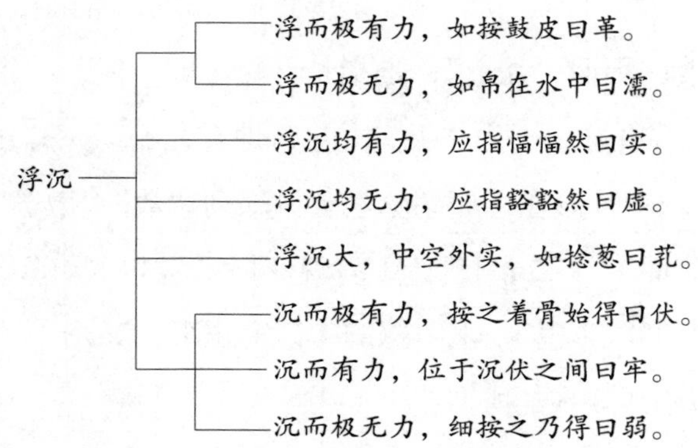

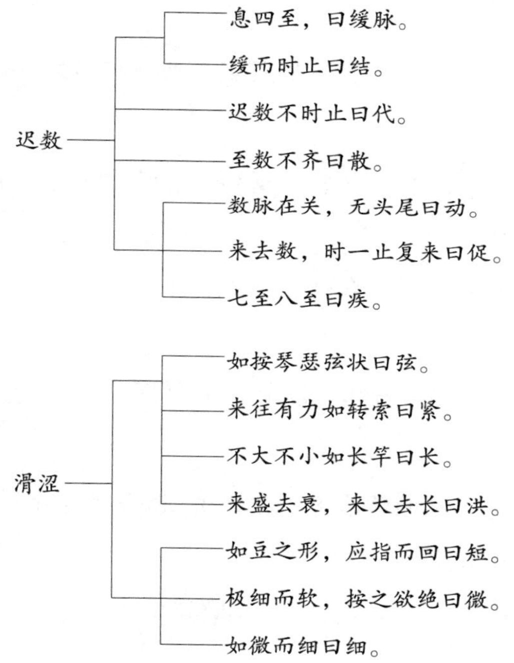


陈修园则主张用“浮、沉、迟、数、细、大、长、短”等八脉，这些都是“由博返约”的主张，现在一般中医，不管他对切脉是怎样的矜持，其临床应用也不过就是陈氏主张的八脉罢了，因此“七表”“八里”“九道”等主张，我认为没有必要采纳。

所有“二十七脉”的名状究竟怎么样呢？兹就主要的几家的意见列举如下。

浮脉：举之有余，按之不足（《脉经》）；在肉上行

(《难经》)。

沉脉：重手按至筋骨乃得(《脉经》)；取于肌肉之下得之（王士亨）。

迟脉：呼吸三至，去来极迟(《脉经》)；呼吸定息，不及四至，而举按皆迟（张路玉）。

数脉：去来促疾(《脉经》)；一呼一吸，病者脉来六至（吴山甫）。

滑脉：不涩也，往来流利，如盘走珠(《千金》)；按之如动珠子（滑伯仁）。

涩脉：往来时不利而蹇涩（王太仆）；脉来蹇涩细而迟，不能流利圆滑（戴同父）。

虚脉：迟大而软，按之不足，隐指豁豁空(《脉经》)；无力也，无神也（张介宾）。

实脉：脉之来，举指有余，按之不乏，浮中沉皆有力而言之也（黎民寿）。

长脉：举之有余曰长，过于本位亦曰长（高阳生）。

短脉：指下寻之，不及本位（高阳生）。

洪脉：大而实也，举按皆有余（张介宾）；大而鼓也（吴山甫）。

微脉：似有若无，欲绝非绝，而按之稍有模糊之状（张路玉）。

紧脉：来往有力，左右弹人手（《素问》）；如转索无常（张仲景）。

缓脉：应指和缓，往来甚匀（张太素）。

芤脉：浮大中空，按之如葱管（张介宾）。

弦脉：如筝弦，长过指而有力（严三点）；端直以长（《素问》）。

革脉：如按鼓皮，内虚空而外绷急也（何梦瑶）。

牢脉：按之实强，有似沉伏（《千金翼方》）；按之但觉坚极（杨玄操）。

濡脉：脉极软而浮细（《脉经》）；虚软无力，应手细散（滑伯仁）。

弱脉：极软而沉细，按之欲绝指下（《脉经》）。

散脉：涣漫不收（崔紫虚）；来去不明，漫无根底（滑伯仁）。

细脉：形减于常脉一倍者曰“小”（吴山甫）；小大于微，常有但细耳（《脉经》）。

伏脉：极重指按之，著骨乃得（《脉经》）。

动脉：数而跳突名动（何梦瑶）；厥厥然动摇（《脉经》）。

促脉：促急有来无去（王士亨）；数急时似止而复来（杨仁斋）。

结脉：来去时一止，无常数（《难经》）；脉来缓，一止复来（张仲景）。

代脉：动而中止，不能自还，因而复动（张仲景）。

对上述这二十七脉的个别性类，陆渊雷按照西医切脉来区分，分别归入“至数”“调节”“性质”三目中：数、促、迟，属于脉的至数，缓、结、代，属于脉的调节，浮、芤、洪、弦、紧、沉、伏、革、牢、实、微、涩、细、濡、弱、虚、散、动，都属于脉的性质；至于长、短二脉，是因体质有肥瘦、血管有显藏所致，为生理上的殊异，不入于以上三目中。认为这样可以统一对脉搏的认识，勿沉迷于“二十七脉”繁琐渺茫之中，这是合理的，但除去长、短二脉，便只有二十五脉了。

姜白鸥的主张，二十八脉中值得保留者，只有十八脉，如浮、沉、滑、涩、虚、实、长、短、散、动等十脉，皆不足为独立成脉，他在《中医脉学之检讨》中说：“浮沉是指医者切脉而言，滑脉同于洪脉，涩脉与缓脉类似，虚实是相对的代名词，长、短、散、动，皆不足以象脉。”并将其他十八脉都按着血循环的生理进行分类。按心脏排血量之关系归类：排血量充实者，为洪脉；排血量小弱者，为芤脉、微脉、弱脉、涩脉。按血管之关系归类：脉管粗而排血量充实者，为洪脉；脉管细而排血量充实者，为弦脉；脉管紧张程度减低者，为濡脉；脉管纤微萎缩及变硬者，为紧脉、革脉；血管收缩者（末梢动脉收缩），为弦脉、迟脉；血管扩张者（末梢动脉扩张），为数脉、洪脉。按心动速度之关系归类：心动弛缓者，为迟脉；心动亢进者，为数脉。按血压之关系归类：血压亢进者，为牢脉；血压低降者，为濡脉。按心脏组织机能障碍之关系归类：僧帽瓣口狭窄，心力衰弱者，为濡脉、伏脉、细脉；大动脉瓣闭锁不全者，为疾脉；大动脉瓣口狭窄者，为缓脉；瓣膜闭锁不全者，为促脉、结脉、代脉；血管栓塞者，为促脉、结脉、代脉。

姜氏之说固不无见地，但因脉管扩张，有多量血液流向表层的时候，何尝不可以见到浮脉？又如内部动脉充血致浅层动脉贫血的时候，又何尝不可以见到沉脉？前者属于西医“大脉”之类，后者属于西医“小脉”之类。“滑脉”亦等于西医的“疾脉”，不是因于脉管的缩张皆速，便是由于大动脉瓣闭锁不全而心脏肥大的缘故。“涩脉”亦等于西医的“徐脉”，多由于动脉硬化而脉管的弹力减少，或脉管紧张过甚，弹力减少，而致脉搏扩张徐缓的缘故。脉管弛缓且血少，心力弱，血压低，其脉必“虚”，犹西医的“软脉”，血液充盈而血压高涨者，其脉必“实”。使血管神经失其紧张而缓纵，便成“散脉”。“疾脉”的重复见，便成“动脉”，等等，姜氏一概弃而不谈，这是不够全面。

总之，二十八脉的各种分类方法，多而不精切，许多都是重复见的，甚至有的是空谈、臆度，西医有一时期亦犯了这个毛病，列了许多脉名，今已弃而不用。

# 第七讲　切脉的方法

过去对脉搏的认识有许多是不够正确的。元代滑寿曾说：上焉者，倚重脉法，穿凿附会，诩诩以为神奇；下焉者，虽没有十分本领，然而伸出三个指头按看病人桡骨动脉，凝神一志似的，俨然洞知癥结，装出十分高明的样子；照“男左女右”的规矩，即是男性病人一定先要看左手，女性病人一定先要看右手，假如对男性病人先切其右手，先生要骂你不懂规矩，若对女性病人先切其左手，同样的也要被骂，如当先生的不讲究“男左女右”，被同行知道了，也要受到非议。这是由于封建社会的习俗使然，于医学是没有什么关系的。

中医学讲究切脉时间。一般来说是有病便诊，在古人则以“平旦”最好。如《素问·脉要精微论》中说：“黄帝问曰：诊法何如？岐伯对曰：诊法常以平旦，阴气未动，阳气未散，饮食未进，经脉未盛，络脉调匀，气血未乱，故乃可诊有过之脉。”“平旦”切脉固然好，但不能把每个病人，不分缓急的都固定在平旦来诊断。至于说“饮食未进，气血未乱”，是有相当理由的，很值得注意。例如在食后或饱食以后，或者是摄取了滚热的饮食后，在一二小时中，脉搏是一定会增加的，绝食时则减少。再如，身体运动也常使脉搏至数增加，甚至仅变动体位即受其影响，平卧时脉数最减，端坐起立脉数增加，如重病恢复期的病人尤为明显，即使其在床上起坐，便见脉搏显著的增进。所以切脉而候其至数，以仰卧的位置为最好。而一般中医切脉，则往往与此相反，就是卧床不起的病人，亦必勉强扶掖而起以端坐切脉，这不怕“乱其气血”吗？

关于切脉的至数，中医是凭自己的呼吸来测知病人脉搏至数的多寡。如《素问·平人气象论》中说：“黄帝问曰：平人何如？岐伯对曰：人一呼脉再动，一吸脉亦再动，呼吸定息，脉五动，闰以太息，命曰平人。平人者，不病也，常以不病调病人，医不病，故为病人平息以调之，为法。”

董西园说：“一息中得四至之半，乃为和平之脉。”张路玉说：“数脉者，呼吸定息，六至以上而应指急数。”一般来说，都以一息五至为平脉，以每分钟呼吸十六次计之，则一息五至，每分钟便八十至。求之实际，健康人脉搏的至数，一分钟平均在七十至七十六至之间，这亦不差上下。古人限于时代环境，没有钟表器具，故以呼吸定息未尝不可，今日钟表普遍，仍以时表计算，最为合宜。不然，便如余云岫在《百之斋随笔》中所说：“以不病之人调有病之人，故必须医者不病，然后可以调病人之息及脉，若医者自己有病，即不能调矣。况平人之息亦有少异，甲医以其息调此病人之脉，乙医亦以其息调此病人之脉，甲乙两医之息异，则其所得之脉亦异，安能得正确之数乎？杨上善注《太素》曰：‘平人脉法，先医人自平，一呼脉再动，一吸脉亦再动，是医不病，调和脉也。然后数人之息，一呼脉再动，一吸脉再动，即是彼人不病者也。’是杨氏之意，乃谓以病人之息调病人之脉矣，其所得者只脉与息之相应与否，而病人之息，病人之脉之异于平人与否，不可得而定也。余尝视一病童，其体温在摄氏四十度左右，其脉在一分钟内为七十二至，其病为肠伤寒，若仅以脉论，其至数与平人无异，然以脉与体温之相应论之，则脉迟矣。盖依常法，大约体温增高摄氏一度，脉数当增多八至也，而医家脉案，皆书脉数，岂非大谬，知旧医视脉之标准，疏漏不可恃如此，由其用主观故也。”时表是客观的器械，所以切脉最好用它来做标准计算。

切脉还有所谓“手法”，这也是有些中医最矜持的。但也难怪，在前辈人中就有这样的矜持了。如朱奉议（朱肱）在《活人书》中说：“凡初下指，先以中指端按关位，掌后桡骨为关，乃齐下前后二指，为三部脉，前指寸口，后指尺部也。若人臂长乃疏下指，臂短则密下指。”汪石山在《脉诀刊误附录》中说：“揣得桡骨，压中指于高骨，以定关位，然后下前后二指，以定尺寸，不必拘一寸九分之说也。”杨仁斋在《察脉真经》中说："关于部位，其肌肉隐隐而高，中取其关而上下分之，则人虽长短不谋，而三部之分，亦随其长短而自定。是必先按寸口，次及于关，又次及尺。"王士亨在《全生指迷方》中说："寸关尺在腕上侧，有骨稍高曰高骨，以中指按骨，搭指面落处谓之关，前指为寸部，后指为尺部。"滑伯仁在《诊家枢要》中说："凡诊脉之道，先须调平自己气息，男左女右，先以中指定得关位，却齐下前后二指。"这些都是一致主张切脉须用三指，先以中指定高骨，再下先后二指；惟杨仁斋主张先下示指（先按寸口），次下中指（次及于关），次下环指（又次及尺），这样依次顺序下指，其实这是不用争论的，先下后下，其下一也。在前面已经说了"寸、关、尺"是假设的，就用两个指拇，也未尝不可。一般的脉搏，两只手都差不多的，只看左右任何一只手都可以（一般看右手），必要时亦得看左右两手，但如滑伯仁所谓"男左女右"之说，那是无稽之论。

以上"定指"，是切脉"手法"之一，定指以后，在切按时又有手法了。如杨仁斋在《察脉真经》中说："每部下指，初则浮按消息之，次则中按消息之，又次则沉按消息之……于是举指而上，复隐指而下，又复拶相进退，心领意会，十得八九，然后三指齐按，候其前后往来，接续间断如何耳。"滑伯仁在《诊家枢要》中说："初轻按以消息之，次中按消息之，然后自寸关至尺，逐步寻究。”又曰：“持脉之要有三：曰举、曰按、曰寻，轻手循之曰举，重手取之曰按，不轻不重委曲求之曰寻。”汪石山在《脉诀刊误》中说：“按消息，谓详细审察也，推，谓以指挪移于部之上下而诊之，以脉有长短之类也。又以指挪移于内外而诊之，以脉有单弦双弦之类也，又以指推开其筋而诊之，以脉有沉伏止绝之类也。”凡切脉只将手指轻贴桡骨动脉上，不用力压便是正法，以上诸家臆说徒乱人意耳。

廖平对切脉评议颇多精当语，值得介绍给一般中医们作参考。如他在评朱奉议三指说云：“古法诊脉只用一指，或用全手如扪循，凡用三指者皆伪法。”评朱奉议、汪石山时说：“案二说原于《脉经》分别三关境界，脉候篇此书既不同三部说，一指可也，既不分左右男女，各诊一手可也，有此思想，然后可徐引之于道。”评杨仁斋时说：“既不用两手三部之法，则如少阴人迎，一指诊之足矣，何以仍采三指三部之说耶。”评滑伯仁时说：“九候云独大独小，独徐独疾者病，谓遍诊九穴，其穴异常，即为病脉，乃与别部比较，非于一部之中强立名号。”评滑伯仁时说：“于寸口一部，以浮沉分脏腑，又以浮中沉分占五脏位次，全出《难经》，皆为魔语。”评汪石山时说：“《四诊心法》云‘脉只有一条’，弦之名词，已属误解，更造单双弦之说，使人迷惘，真以魔术魔入。”评张景岳时说："古法只用一指专诊各穴，如以人寸少阴三部言，三部形状，迥然不同，比较自易，两寸同为太阴脉，既不别左右，又不分关尺，一指诊之，何等简易。今于一脉之中，强分左右，又分三部，一部之中又分脏腑下指，莫不迷惘，学者苟不自欺，则莫不以诊脉为苦。"又评张景岳时说："诊脉必明白浅易，老妪可解，初学能行，扫除一切悠谬迷惘之言，非彰明古法，简而能博，易记难忘，不足以明经立教。"

# 第八讲　脉法的意义

时下一般中医讲“脉法”，文化水平较高的，都去钻研《内经》《难经》《脉经》，以为这些是讲脉法的根底书籍。不错，这些“经”固然是脉法的滥觞者，即或一成不变，他们局限于当时那个时代，其最高的理论也不过是以上综述的那些内容，而况时有蜕变，屡有杂羼，大部分已经是换形脱骨一再变质了。其次便是读通俗的《脉诀》，很机械地生搬硬套，更没有多大价值。

其实，真要反求诸古，张仲景的脉法（不包括其中的“平脉法”）到是一部比较近情合理的脉书。仲景切脉，他自己说是撰用了《素问》《九卷》，可见他的根据同样出于《内经》，但他当时去古未远，所见到的《素问》，当然要详实可靠一些。张仲景说：“平脉辨证，为《伤寒杂病论》。”可见他是理论与经验结合的实践者，既能批判地接受理论，复能灵活地运用于临床，所以《伤寒论》和《金匮要略》两书，是诊断和治疗相互结合的实况实录，两书中对每一类病症，都叫作“病、脉、证并治”，决不类于一般凭空臆说的脉书。也即是说，张仲景平脉和辨症是并重的，是相依为用的，他决不孤立地武断地仅凭脉而“神乎其技”。张仲景对于切脉的灵活应用，主要发挥在下列几方面。

### （一）病机转变的窥测

人体发生了病变，紧随着病变而来的，必然要发生一种应付这病变的抗体，抗体能够应付病变，必然获得好的转归，也就是疾病会被抗体消灭。如抗体不足以应付，那么疾病的机转将深入发展下去，而抗体乃告失败，抗体和病变孰胜孰败，与心脏的强弱、血循环的亢进和衰减是有相当关系的。心脏强、血循环机能亢进，则细胞所需要的营养素和酸素有所补给，组织细胞产生的种种废物，如碳酸、尿酸盐等有所排除，防御病害的各种抗体以及内分泌腺产生的内泌素等也能很好的运输，而继续对疾病发生抵抗作用，以至获得最后的胜利而恢复健康。反之，心脏不好，甚至血循环发生退行的变化，就无法战胜疾病，必将每况愈下的。

如《伤寒论·辨太阳病脉证并治上》中说：“伤寒一日，太阳受之，脉若静者，为不传；颇欲吐，若躁烦，脉数急者，为传也。”这是说，若病轻，体力适应裕如，脉搏正常，预示病变机转不会深入发展下去的，是为“脉静不传”。假如有“欲吐”“躁烦”等现象，交感神经也兴奋，脉搏加速而“数急”，这说明病势重笃，原因复杂，不单纯是“太阳病”（太阳病不吐不烦），疾病的机势还在深入发展；所以说：“颇欲吐，若躁烦，脉数急者，为传也。”

又如《伤寒论·辨太阳病脉证并治上》中说：“太阳中风，阳浮而阴弱，阳浮者，热自发，阴弱者，汗自出，啬啬恶寒，淅淅恶风，翕翕发热，鼻鸣干呕者，桂枝汤主之。”所谓“阳浮阴弱”，即轻按脉搏便得浮象，重按之便觉缓弱无力。为什么从“阳浮”便知其要发热，“阴弱”便要出汗呢？因为浅层动脉充血，脉必见浮，既已充血，体温将随之而升高发热；浅层动脉神经弛缓，重按脉搏，即可触知其不很紧张而缓弱，浅层动脉神经既已弛缓，则肌肤里的汗腺，亦将受其影响而弛缓放汗，这都是体力适应病变的一种必然趋势。

又如《伤寒论·辨太阳病脉证并治上》中说：“太阳病，得之八九日，如疟状，发热恶寒，热多寒少，其人不呕，清便欲自可，一日二三度发，脉微缓者，为欲愈也。脉微而恶寒者，此阴阳俱虚，不可更发汗、更下、更吐也。面色反有热色者，未欲解也；以其不能得小汗出，身必痒，宜桂枝麻黄各半汤。”病了八九天，每天经过二三度发热恶寒的发作，但是并没有现其他的杂症（不呕，清便自可），脉管自然不能有适量的紧张而“微”，但其搏动节律均匀而“缓”，这说明病者的体力还很正常，容易恢复健康。如脉搏微弱，不惟不带“缓”

象，反而继续“恶寒”，这说明是心脏衰弱，血液不足，体温过低的“阴阳俱虚”现象。若面色潮红，这是体温郁结，未得放汗自散，宜其皮下发痒。

### （二）治疗方法的确定

脉搏既能直接窥测心脏和血循环的健全与否，间接也能测知疾病的趋势和抗力的亢进与衰减，在这中间辨认清楚了，对于治疗方案的确定是有一定的帮助的。张仲景于此尤有不少的宝贵经验，试举《伤寒论》中数条为例。

《伤寒论·辨太阳病脉证并治上》中说：“桂枝本为解肌，若其人脉浮紧，发热汗不出者，不可与之也，当须识此，勿令误也。”皮肤缩而汗孔闭，体温也不能正常发散，便成“发热汗不出”的症候。浅层动脉神经因随着皮肤汗腺而收缩，但血液则反因高温继续充盈不已，脉搏必然会触切到“浮紧”的现象，这时切要之图，只有“发汗”以放散体温，宜“麻黄汤”之类，“桂枝汤”是不中用了。

但是切脉对确定治疗方案的帮助并不是决定性的，所以张仲景说：“观其脉证，知犯何逆，随证治之。”决不是孤立的“随脉治之”。如《伤寒论·辨太阳病脉证并治上》中说：“服桂枝汤，大汗出，脉洪大者，与桂枝汤，如前法。若形如疟，一日再发者，汗出必解，宜桂枝二麻黄一汤。”又说：“服桂枝汤，大汗出后，大烦渴不解，脉洪大者，白虎加人参汤主之。”散温机能亢进的“大汗出”症，桂枝汤证和白虎汤证都可见到，由于心机亢进而脉管充血的“洪大”脉，只见于白虎汤证而不见于桂枝汤证，惟白虎汤证还有其一个主要的症候，即唾腺黏膜分泌缺乏的“烦渴”。因此，前一条没有白虎汤证的“烦渴”主症，张仲景便不凭脉而凭症，用桂枝汤治疗；后一条，白虎汤证的主症具备，便用了白虎汤。这说明诊断上的“辨症”重于“凭脉”，也说明张仲景是决不孤立地凭脉断证而确定治疗方案的。正因为不孤立的凭脉，而是灵活的凭脉辨症，反能相得益彰，有助于治疗方案的确定。

又如《伤寒论·辨太阳病脉证并治中》中说：“伤寒十三日，过经谵语者，以有热也，当以汤下之。若小便利者，大便当鞕，而反下利，脉调和者，知医以丸药下之，非其治也；若自下利者，脉当微厥，今反和者，此为内实也，调胃承气汤主之。”患伤寒十多天，因高热而谵语，用“承气汤”之类泻下大便，减轻温度，这是合理的治疗；今病人大便已经泻下，仍谵语，却不见高热的脉象，这是前医没有把神经镇静下来，从病人脉搏正常来分析，知其体温不高，只是胃肠里的毒物未能清涤干净，宜用“调胃承气汤”以清涤胃肠，镇静神经，止其谵语。这是凭其脉搏，知道没有高热，所以不用大剂清凉药的例子。

### （三）用于预后的推测

脉象对于预后的关系已如第五讲所说，尤其是诊察热性诸病是不容忽视的。张仲景对于预后脉搏的诊察亦有很好的经验。如《伤寒论·辨少阴病脉证并治》中说："少阴病，下利脉微者，与白通汤。利不止，厥逆无脉，干呕烦者，白通加猪胆汁汤主之，服汤脉暴出者死，微续者生。"心脏已衰弱至不能搏动，因被强心剂的刺激而脉搏"暴出"，这不过是暂时的搏动一下，药力消逝了，心脏终究要停止下来而归于不治。假如心脏的机能缓缓地恢复了唧血作用，脉搏的搏动是由渐而微，那么病机一定有良好的转归，这确是老于临床的经验之谈。

又如《伤寒论·辨厥阴病脉证并治》中说："伤寒下利日十余行，脉反实者死。"这是由于心脏的虚性兴奋，最后挣扎而显现的脉象，心脏终究会愈益陷于疲惫而不救的，这种脉搏，但觉血液在血管中劲疾直前，不复有波动起落，因为脉管已失掉了弹力，而心脏仅做最后的虚性兴奋罢了。

# 第九讲　张仲景脉法

根据以上所引的例子（同样的例子当然还多），张仲景在临床上的凭脉辨症，是“脉”与“症”分不开的，而且是相依为用的，所以他记载那么多的病例，都有理论、有经验，决非《难经》《脉经》的徒托空言可以比拟的。因此，中医学还在施用对症疗法的今天，张仲景所累积下来那些凭脉辨症的经验和方法的实例，是后人学习脉学的有价值的唯一读物。兹将张仲景《伤寒论》《金匮要略》两书的脉法，分别类列于后以见一般。

### 1. 数脉

《伤寒论·辨太阳病脉证并治中》第 129 条云：“病人脉数，数为热，当消谷引食，而反吐者，此以发汗，令阳气微，膈气虚，脉乃数也，数为客热，不能消谷，以胃中虚冷，故吐也。”

《伤寒论·辨阳明病脉证并治》第 263 条云：“病人无表里症，发热七八日，虽脉浮数者，可下之，假令已下，脉数不解，合热则消谷善饥，至六七日，不大便者，有瘀血，宜抵当汤，若脉数不解，而下不止，必协热便脓血也。”

《伤寒论·辨厥阴病脉证并治》第 336 条云：“伤寒始发热六日，厥反九日而利，凡厥利者，当不能食，今反能食者，恐为除中，食以索饼，不发热者，知胃气尚在，必愈。恐暴热来出而复去也。后三日脉之，其热续在者，期之旦日夜半愈，所以然者，本发热六日，厥反九日，复发热三日，并前六日，亦为九日，与厥相应，故期之旦日夜半愈。后三日脉之而脉数，其热不罢者，此为热气有余，必发痈脓也。”

《伤寒论·辨厥阴病脉证并治》第 365 条云：“下利脉数，有微热汗出，今自愈，设复紧，为未解。”

《伤寒论·辨厥阴病脉证并治》第 372 条云：“下利脉数而渴者，今自愈，设不差，必圊脓血，以有热故也。”

《金匮要略·百合狐惑阴阳毒病证治》第 56 条云：“病者脉数，无热微烦，默默但欲卧，汗出，初得之三四日，目赤如鸠眼，七八日，目四眦黑，若能食者，脓已成也，赤小豆当归散主之。”

《金匮要略·肺痿肺痈咳嗽上气病脉证治》第 99 条云：“问曰：热在上焦者，因咳为肺痿，肺痿之病，从何得之？师曰：或从汗出，或从呕吐，或从消渴，小便利数，或从便难，又被快药下利，重亡津液，故得之。曰：寸口脉数，其人咳，口中反有浊唾涎沫者何？师曰：为肺痿之病，若口中辟辟燥，咳即胸中隐隐痛，脉反滑数，此为肺痈。咳唾脓血，脉数虚者为肺痿，数实者为肺痈。”

《金匮要略·肺痿肺痈咳嗽上气病脉证治》第110条云：“咳而胸满，振寒脉数，咽干不渴，时出浊唾腥臭，久久吐脓，如米粥者，为肺痈，桔梗汤主之。”

《金匮要略·消渴小便利淋病脉证并治》第221条云：“趺阳脉数，胃中有热，即消谷引食，大便必坚，小便即数。”

《金匮要略·水气病脉证并治》第233条云：“趺阳脉当伏，今反数，本自有热，消谷小便数，今反不利，此欲作水。”

《金匮要略·惊悸吐衄下血胸满瘀血病脉证并治》第286条云：“夫吐血，咳逆上气，其脉数而有热，不得卧者死。”

《金匮要略·呕吐哕下利病脉证治》第300条云：“问曰：病人脉数，数为热，当消谷引食，而反吐者何也？师曰：以发其汗，令阳微，膈气虚，脉乃数，数为客热，不能消谷，胃中虚冷故也。”

《金匮要略·呕吐哕下利病脉证治》第325条云：“下利脉数，有微热汗出，今自愈，设脉紧，为未解。”

《金匮要略·呕吐哕下利病脉证治》第326条云：“下利脉数而渴者，今自愈，设不差，必圊脓血，以有热故也。”

《金匮要略·疮痈肠痈浸淫病脉证并治》第347条云:“肠痈之为病，其身甲错，腹皮急，按之濡，如肿状，腹无积聚，身无热，脉数，此为肠内有痈脓，薏苡附子败酱散主之。”

《金匮要略·妇人杂病脉证并治》第392条云:“妇人之病，因虚积冷结气，为诸经水断绝，至有历年血寒，积结胞门，寒伤经络，凝坚在上，呕吐涎唾，久成肺痈，形体损分，在中盘结，绕脐寒疝，或两胁疼痛，与脏相连，或结热中，痛在关元；脉数无疮，肌若鱼鳞，时着男子，非止女身。”

所谓数脉，即脉搏的搏动频数，与脉搏的减少相对立的，中医以息凭脉，凡一息六至以上便是数脉，一息六至约为每分钟96至，一息七至约为每分钟为112次。一般以数脉为有热，这不可一概而论，惟热性诸病往往可见数脉就是了。原因为高热或细菌毒素持久地刺激心肌及交感神经中枢，使迷走神经麻痹，而心脏以无禁的冲动致交感神经异常兴奋，随见心动亢进而使然。“数为热”“脉数其热不罢”“脉数有微热汗出”“其脉数而有热”诸条，都是属于热性诸病的数脉。

反乎此，虽然体温热度高，而因其生理、病理的关系，脉搏也会不数而徐缓。如《伤寒论·辨厥阴病脉证并治》第337条说:“伤寒脉迟六七日，而反与黄芩汤彻其热，脉迟为寒，今以黄芩汤复除其热，腹中应冷，当不能食，今反能食，此名除中，必死。”

同时，又与此相反，并无热型，而脉搏能见数者。如“令阳气微，膈气虚，脉乃数也”“振寒脉数”“病者脉数，无热微烦”“身无热，脉数”诸条均是，凡热性病于虚脱时，体温虽较常下降，其脉搏往往“数”且“小”，这是由于心脏衰弱或麻痹的缘故。一切疼痛性病及惊愕畏怖症等，脉搏亦常见频数，肺痈、肠痈、妇人杂病诸条的脉数，应属于这一类。

**2. 数急脉**

《伤寒论·辨太阳病脉证并治上》第 4 条云：“伤寒二日，太阳受之，脉若静者为不传，颇欲吐，若躁烦，脉数急者，为传也。”

“数急脉”是频数度还大的脉搏，当在 100 至或 120 至左右，体温当在高热时期，这是由于交感神经兴奋，心动亢进，体温和脉搏比例上升所致。这说明病势还在发展，所以称“传”。

**3. 迟脉**

《伤寒论·辨太阳病脉证并治中》第 52 条云：“脉浮紧者，法当身疼痛，宜以汗解之，假令尺中迟者，不可发汗，何以知然？以营气不足，血少故也。”

《伤寒论·辨太阳病脉证并治下》第 151 条云：“妇人中风，发热恶寒，经水适来，得之七八日，热除而脉迟身凉，胸胁下满，如结胸状，谵语者，此为热入血室也，当刺期门，随其实而取之。”

《伤寒论·辨阳明病脉证并治》第204条云：“阳明病脉迟，食难用饱，饱则微烦头眩，必小便难，此欲作谷瘅，虽下之，腹满如故，所以然者，脉迟故也。”

《伤寒论·辨阳明病脉证并治》第217条云：“阳明病脉迟，虽汗出，不恶寒者，其身必重，短气腹满而喘。”

《伤寒论·辨阳明病脉证并治》第240条云：“阳明病脉迟，汗出多，微恶寒者，表未解也，可发汗，宜桂枝汤。”

《伤寒论·辨厥阴病脉证并治》第337条云：“伤寒脉迟，六七日而反与黄芩汤彻其热，脉迟为寒，今以黄芩汤复除其热，腹中应冷，当不能食，今反能食，此名除中，必死。”

《金匮要略·黄疸病脉证并治》第261条云：“阳明病脉迟者，食难用饱，饱则发烦头眩，小便必难，此欲作谷疸，虽下之，腹满如故，所以然者，脉迟故也。”

《金匮要略·妇人杂病脉证并治》第387条云：“妇人中风，发热恶寒，经水适来，得七八日，热除脉迟，身凉和，胸胁满，如结胸状，谵语者，此为热入血室也，当刺期门，随其实而取之。”

一息不及四至便是迟脉，即脉来的搏动很迟缓。凡迷走神经兴奋，必致心动弛缓，而出现脉迟。如脂肪心、脑疾患、黄疸、大动脉口狭窄、铅及酒精中毒、急性热病分利后，以及下腹脏器之疼痛等病，都往往可见迟脉。迟脉的见症，一般为血压低降、体温低落、体力衰弱等。因为体力衰弱了，所以“尺中迟者，不可发汗”，因为体温低降，所以“热除而脉迟、身凉”，这些都是以脉迟属寒的根据。然而也有热性病而脉迟的，已如前述，如妇人中风的脉迟、伤寒黄芩汤证的脉迟，都是有热的脉迟，这是由于高温灼刺神经，或由于病原体毒素刺激迷走神经而兴奋的缘故，阳明病的脉迟，应多属于这一类。

**4. 迟浮弱脉**

《伤寒论·辨太阳病脉证并治中》第103条云：“得病六七日，脉迟浮弱，恶风寒，手足温，医二三下之，不能食，而胁下满痛，面目及身黄，颈项强，小便难者，与柴胡汤，后必下重。”

这是心动弛缓而心力又颇衰弱的脉搏，但病有胃肠炎症的表现，这当舍脉从症。

**5. 迟紧脉**

《金匮要略·疮痈肠痈浸淫病脉证并治》第348条云：“肠痈者，少腹肿痞，按之即痛如淋，小便自调，时时发热，自汗出，复恶寒，其脉迟紧者，脓未成，可下之，当有血。”

心动弛缓，而脉管壁的收缩神经又兴奋，则见迟紧脉，这与疼痛性质的疾病有关系，但不能根据脉的迟紧，便断其脓未成。

**6. 迟滑脉**

《金匮要略·呕吐哕下利病脉证治》第335条云："下利脉迟而滑者，实也，利未欲止，急下之，宜大承气汤。"

心动虽然弛缓，而脉管的缩张却速，便见迟滑脉，这就是脉搏的至数虽不足，而每至的起止却有躁急之象，身体素弱而患热性病的人多见这样的脉象。

**7. 迟涩脉**

《金匮要略·水气病脉证并治》第256条云："师曰：寸口脉迟而涩，迟则为寒，涩为血不足。"

迟涩脉是由于心脏的速度不足，脉管的弹力亦复减少而致。所谓寒，即指心脏机能衰减；所谓血不足，应为脉管弹力的减少，并不是由于血液的量少了。

**8. 迟缓脉**

《金匮要略·中风历节病脉证并治》第67条云："寸口脉迟而缓，迟则为寒，缓则为虚，营缓则为亡血，卫缓则为中风，邪气中经，则身痒而瘾疹，心气不足，邪气入中，则胸满而短气。"

迟缓脉，当为一息四至脉，是迟脉的比较好者，即是说心动虽弛缓而不甚，寒云虚云，当为《脉经》家言，非仲景意。

**9. 促脉**

《伤寒论·辨太阳病脉证并治上》第23条云："太阳病，下之后，脉促胸满者，桂枝去芍药汤主之。"

《伤寒论·辨太阳病脉证并治上》第36条云："太阳病，桂枝证，医反下之，利遂不止，脉促者，表未解也，喘而汗出者，葛根黄芩黄连汤主之。"

《伤寒论·辨太阳病脉证并治下》第147条云："太阳病，下之，其脉促，不结胸者，此为欲解也。"

《伤寒论·辨厥阴病脉证并治》第353条云："伤寒脉促，手足厥逆者，可灸之。"

促脉的原因有三：一是，心脏张缩，自有间歇；二是，心脏衰弱，不能充分喷射血液于桡骨动脉；三是，瓣膜的闭锁不全，以及血管的栓塞。张仲景所经验的促脉四条，大半都是占验于下利后，是体力尚未至于十分衰弱之征。王叔和说："脉来数，时一止复来，名曰促。"是说促脉止而复来，大有卷土重来、重整旗鼓之势，故手足虽至厥逆，其脉促者，还可用灸法，以兴奋其机能，助其自然疗能的恢复。

**10. 缓脉**

《伤寒论·辨太阳病脉证并治上》第 2 条云:“太阳病，发热汗出，恶风脉缓者，名曰中风。”

缓脉是平和整齐之脉象，脉搏节律的常态脉，太阳中风虽然症见发热，但经过出汗后体温仍不很高，脉搏的节律也就没有受其影响而缓。姜白鸥谓大动脉瓣口狭窄者其脉必缓，他把“缓脉”和“涩脉”看成一种类型，十年前余亦从其说，但于仲景验案中无根据，临床上亦殊不尔。

**11. 结脉**

《伤寒论·辨太阳病脉证并治下》第 186 条云:“脉按之来缓，时一止复来者，名曰结，又脉来动而中止，更来小数，中有还者反动，名曰结，阴也。”

凡体温低降，静脉的还流减少，心脏的搏动失去平衡，便于迟缓中频见息止，而少顷又来搏动的，便是结脉，所以阎德润以为就是现在所谓的“不整脉”。

**12. 代脉**

《伤寒论·辨太阳病脉证并治下》第 186 条云:“脉来动而中止，不能自还，因而复动者，名曰代，阴也，得此脉者，必难治。”

凡神经衰惫，心脏搏动时有间歇性的休止，便是“代脉”，相当于过去西医所称的“互脉”，这是体力衰惫不振的象征，所以称“难治”。

**13. 结代脉**

《伤寒论 · 辨太阳病脉证并治下》第 185 条云：“伤寒脉结代，心动悸，炙甘草汤主之。”

陆渊雷说：“一止之后继以特殊数脉，一若补偿前一止之搏动者，是为‘结’，所谓自还也；一止之后，继来不数，无以补偿者，是为‘代’，所谓不能自述也。”《诊断治疗》中说：“血液虚少，血压有低落之虞，心脏起代偿性搏动兴奋，故一方面自觉心悸亢进，一方面因血液不能充盈其脉管，心房虽大起大落，其搏动不能依次传达于桡骨动脉，故脉有结代也。”总之，“结代脉”便是有间歇性的脉搏，其间歇者为结、为代，须老于临床有经验的才能了然。

**14. 大脉**

《伤寒论 · 辨阳明病脉证并治》第 195 条云：“伤寒三日，阳明脉大。”

《伤寒论 · 辨厥阴病脉证并治》第 370 条云：“下利脉沉弦者，下重也，脉大者，为未止。”

《金匮要略 · 痉湿暍病脉证治》第 35 条云：“湿家病，身疼发热，面黄而喘，头痛鼻塞而烦，其脉大，自能饮食，腹中和无病，病在头中寒湿，故鼻塞，内药鼻中则愈。”

《金匮要略·血痹虚劳病脉证并治》第 82 条云：“夫男子平人，脉大为劳，极虚亦为劳。”

《金匮要略·血痹虚劳病脉证并治》第 90 条云：“人年五六十，其病脉大者，痹侠背行，若肠鸣，马刀侠瘿者，皆为劳得之。”

《金匮要略·呕吐哕下利病脉证治》第 322 条云：“下利脉沉弦者，下重，脉大者，为未止。”

神经弛缓，脉管扩张，脉的搏动自“大”；如脉管因血液充盈被动地扩张，这种大脉，象征着体力的亢进，如“阳明脉大”“脉大为未止”，都属于这一类。如因脉管失却弹力而自动地扩张，这种大脉，是软弱性的，如“脉大为劳”“脉大者痹侠背行”便属于这一类。“湿家病脉大”，为流行性感冒，是发热而充血旺盛之大脉。

**15. 大紧脉**

《金匮要略·腹满寒疝宿食病脉证治》第 145 条云：“脉大而紧者，阳中有阴，可下之。”

脉管虽萎缩，而血行颇亢奋，便可见“大”而“紧”的脉搏。

### 16. 洪大脉

《伤寒论·辨太阳病脉证并治上》第 27 条云："服桂枝汤，大汗出，脉洪大者，与桂枝汤如前法，若形如疟，一日再发者，汗出必解，宜桂枝二麻黄一汤。"

《伤寒论·辨太阳病脉证并治上》第 28 条云："服桂枝汤，大汗出后，大烦渴不解，脉洪大者，白虎加人参汤主之。"

《金匮要略·趺蹶手指臂肿转筋阴狐疝蛲虫病脉证治》第 357 条云："问曰：病腹痛有虫，其脉何以别之？师曰：腹中痛，其脉当沉若弦，反洪大，故有蛲虫。"

体温升腾，心机亢进，血流加速，血压增高，末梢的动脉充血，势必见"洪大"的脉搏。服桂枝汤两条的脉搏洪大，便是由于造温机能的亢盛，心房的张缩力强而速，浅层动脉扩张的缘故。至"洪大脉"是有蛔虫的象征，于学理、于经验都无凭据，恐仲景不会书此。

### 17. 洪数脉

《金匮要略·疮痈肠痈浸淫病脉证并治》第 348 条云："肠痈者，少腹肿痞，按之即痛如淋，小便自调，时时发热，自汗出，复恶寒，其脉迟紧者，脓未成，可下之，当有血，脉洪数者，脓已成，不可下也，大黄牡丹汤主之。"

患盲肠炎的脉搏可见"洪数"脉，是炎症蔓延，病机尚趋于亢进中，大有溃脓之象。

**18. 浮脉**

《伤寒论·辨太阳病脉证并治上》第1条云："太阳之为病，脉浮，头项强痛而恶寒。"

《伤寒论·辨太阳病脉证并治上》第7条云："若发汗已，身灼热者，名风温，风温为病，脉阴阳俱浮，自汗出，身重，多眠睡，鼻息必鼾，语言难出。"

《伤寒论·辨太阳病脉证并治上》第31条云："伤寒，脉浮，自汗出，小便数，心烦，微恶寒，脚挛急，反与桂枝汤，欲攻其表，此误也，得之便厥。"

《伤寒论·辨太阳病脉证并治中》第39条云："太阳病，十日以去，脉浮细而嗜卧者，外已解也，设胸满胁痛者，与小柴胡汤；脉但浮者，与麻黄汤。"

《伤寒论·辨太阳病脉证并治中》第47条云："太阳病，先发汗不解，而复下之，脉浮者不愈，浮为在外，而反下之，故令不愈，今脉浮，故在外，当须解外则愈，宜桂枝汤。"

《伤寒论·辨太阳病脉证并治中》第53条云："脉浮者，病在表，可发汗，宜麻黄汤。"

《伤寒论·辨太阳病脉证并治中》第73条云："太阳病，发汗后，大汗出，胃中干，烦躁不得眠，欲得饮水者，少少与饮之，令胃气和则愈，若脉浮，小便不利，微热消渴者，五苓散主之。”

《伤寒论·辨太阳病脉证并治中》第118条云：“伤寒，脉浮，医以火迫劫之，亡阳，必惊狂，卧起不安者，桂枝去芍药加蜀漆牡蛎龙骨救逆汤主之。”

《伤寒论·辨太阳病脉证并治中》第121条云：“脉浮，热甚，而反灸之，此为实。”

《伤寒论·辨太阳病脉证并治中》第123条云：“脉浮，宜以汗解，用火灸之，邪无从出，因火而盛。”

《伤寒论·辨太阳病脉证并治下》第147条云：“太阳病，下之，其脉促，不结胸者，此为欲解也；脉浮者，必结胸。”

《伤寒论·辨太阳病脉证并治下》第162条云：“心下痞，按之濡，其脉关上浮者，大黄黄连泻心汤主之。”

《伤寒论·辨太阳病脉证并治下》第178条云：“伤寒，脉浮，发热无汗，其表不解者，不可与白虎汤。”

《伤寒论·辨阳明病脉证并治》第201条云：“阳明病，脉浮而紧者，必潮热，发作有时，但浮者，必盗汗出。”

《伤寒论·辨阳明病脉证并治》第230条云：“阳明病……若脉浮，发热，渴欲饮水，小便不利者，猪苓汤主之。”

《伤寒论·辨阳明病脉证并治》第234条云：“脉浮，发热，口干鼻燥，能食者则衄。”

《伤寒论·辨阳明病脉证并治》第238条云："阳明病……病过十日，脉续浮者，与小柴胡汤，脉但浮，无余症者，与麻黄汤。"

《伤寒论·辨阳明病脉证并治》第241条云："阳明病，脉浮，无汗而喘者，发汗则愈，宜麻黄汤。"

《伤寒论·辨太阴病脉证并治》第380条云："太阴病，脉浮者，可发汗，宜桂枝汤。"

《伤寒论·辨阴阳易差后劳复病脉证并治》第399条云："伤寒差以后，更发热者，小柴胡汤主之，脉浮者，以汗解之。"

《金匮要略·脏腑经络先后病脉证》第9条云："师曰：病人脉浮者在前，其病在表；浮者在后，其病在里，腰痛背强不能行，必短气而极也。"

《金匮要略·脏腑经络先后病脉证》第12条云："五邪中人，各有法度，风中于前，寒中于暮，湿伤于下，雾伤于上，风令脉浮，寒令脉急。"

《金匮要略·痓湿暍病脉证治》第38条云："风湿，脉浮身重，汗出恶风者，防己黄芪汤主之。"

《金匮要略·血痹虚劳病脉证并治》第83条云："男子面色薄者，主渴及亡血，卒喘悸，脉浮者，里虚也。"

《金匮要略·肺痿肺痈咳嗽上气病脉证治》第106条云：

“咳而脉浮者，厚朴麻黄汤主之。”

《金匮要略·肺痿肺痈咳嗽上气病脉证治》第112条云：“肺胀，咳而上气，烦躁而喘，脉浮者，心下有水，小青龙加石膏汤主之。”

《金匮要略·五脏风寒积聚病脉证并治》第160条云：“心中寒者，其人苦病心如啖蒜状，剧者心痛彻背，背痛彻心，譬如蛊注，其脉浮者，自吐乃愈。”

《金匮要略·消渴小便利淋病脉证并治》第217条云：“脉浮，小便不利，微热消渴者，宜利小便发汗，五苓散主之。”

《金匮要略·消渴小便利淋病脉证并治》第226条云：“脉浮发热，渴欲饮水，小便不利者，猪苓汤主之。”

《金匮要略·水气病脉证并治》第227条云：“风水，其脉自浮，外症骨节疼痛，恶风；皮水其脉亦浮，外症浮肿，按之没指，不恶风，其腹如鼓，不渴，当发其汗。”

《金匮要略·水气病脉证并治》第248条云：“风水，脉浮，身重，汗出恶风者，防己黄芪汤主之，腹痛者加芍药。”

《金匮要略·水气病脉证并治》第249条云：“风水恶风，一身悉肿，脉浮，不渴，续自汗出，无大热，越婢汤主之。”

《金匮要略·水气病脉证并治》第252条云：“水之为病，其脉沉小，属少阴。浮者为风。”

《金匮要略·黄疸病脉证并治》第260条云：“尺脉浮，为伤肾。”

《金匮要略·黄疸病脉证并治》第263条云:“酒黄疸者，或无热，靖言了了，腹满，欲吐，鼻燥，其脉浮者先吐之，沉弦者先下之。”

《金匮要略·黄疸病脉证并治》第274条云:“诸家病黄，但利其小便，假令脉浮，当以汗解之，宜桂枝加黄芪汤主之。”

《金匮要略·惊悸吐衄下血胸满瘀血病脉证并治》第282条云:“师曰：尺脉浮，目睛晕黄，衄未止，晕黄去，目睛慧了，知衄令止。”

浮脉是血管扩张而血液充盈的现象。据张仲景的经验，浮脉于临床上的应用有三途：一是，体内对疾病抵抗力的亢奋，如“脉浮汗出”“风温脉浮”“脉浮病在表”“咳而脉浮”“浮者为风”，以及桂枝汤、麻黄汤等证的“浮脉”，都属于这一类，都意示着自然疗能驱除病变的努力，这种抗力强者汗出而病去，抗力不够的还有待借助于桂枝汤和麻黄汤等；二是，病毒亢盛的现象，如“脉浮热甚”“脉浮发热”“风湿脉浮身重”“脉浮者，心下有水气”等，都属这一类，都意示着疾病机势的进展；三是，体温外脱的先兆，如“男子面色薄者，主渴及亡血，卒喘悸，脉浮者，里虚也”，这种浮脉，病者本来是劳瘵质的人，且病已经发展到了心脏极度衰弱的阶段，脉管收缩，神经衰弱，而呈现的虚性兴奋，所以称“里虚”。

关于浮脉还需要说明以下几点：浮脉的性质本与大脉、洪脉差不多，其不同的是，浮脉是由于脉管充血，洪大脉是由于心机亢盛而充血，因此浮脉的搏动必软于洪，而不必如其数；抵抗力强，病机亢盛，虚性兴奋，同样的能见到浮脉，这就绝对要参考症状进行综合诊断，于临床才有意义；还有肥人皮下的组织丰隆，纵然体内功能亢奋亦不见浮脉；有些瘦人生来的脉搏就很细弱，无论体内功能亢奋还是病机亢盛都不能见到浮脉。所以单是凭脉论证，是极度危险的事。

**19. 浮紧脉**

《伤寒论·辨太阳病脉证并治上》第 18 条云：“桂枝本为解肌，若其人脉浮紧，发热汗不出者，不可与之也。”

《伤寒论·辨太阳病脉证并治中》第 40 条云：“太阳中风，脉浮紧，发热恶寒，身疼痛，不汗出而烦躁者，大青龙汤主之。”

《伤寒论·辨太阳病脉证并治中》第 48 条云：“太阳病，脉浮紧，无汗，发热，身疼痛，八九日不解，表症仍在，此当发其汗。”

《伤寒论·辨太阳病脉证并治中》第 49 条云：“太阳病，脉浮紧，发热，身无汗，自衄者愈。”

《伤寒论·辨太阳病脉证并治中》第52条云:“脉浮紧者,法当身疼痛,宜以汗解之。”

《伤寒论·辨太阳病脉证并治中》第57条云:“伤寒,脉浮紧,不发汗,因致衄者,麻黄汤主之。”

《伤寒论·辨太阳病脉证并治中》第114条云:“伤寒腹满谵语,寸口脉浮而紧,此肝乘脾也,名曰纵,刺期门。”

《伤寒论·辨太阳病脉证并治中》第159条云:“脉浮而紧,而复下之,紧反入里,则作痞,按之自濡,但气痞耳。”

《伤寒论·辨阳明病脉证并治》第198条云:“阳明中风,口苦咽干,腹满微喘,发热恶寒,脉浮而紧,若下之,则腹满小便难也。”

《伤寒论·辨阳明病脉证并治》第210条云:“阳明病,脉浮而紧者,必潮热发作有时,但浮者,必盗汗出。”

《伤寒论·辨阳明病脉证并治》第230条云:“阳明病,脉浮而紧,咽燥口苦,腹满而喘,发热汗出,不恶寒,反恶热,身重。”

《金匮要略·中风历节病脉证并治》第65条云:“寸口脉浮而紧,紧则为寒,浮则为虚,寒虚相搏,邪在皮肤。”

《金匮要略·水气病脉证并治》第230条云:“太阳病,脉浮而紧,法当骨节疼痛,反不疼,身体反重而酸,其人不渴,汗出即愈,此为风水,恶寒者,此为极虚,发汗得之。”

排血量虽充盈，而脉管纤维已萎缩呈硬化的紧张状态，便可见脉浮紧。脉管纤维既萎缩，必缺乏伸展性，触觉上但觉绷急状。据张仲景的经验，凡症见浮紧脉，大半都伴无汗，因此治疗上当从汗解，假如不帮助其发汗，那么浅层动脉越是紧张，内部的血管肌肉越弛缓，血液越发不能输送到体表，越是不能出汗；如“桂枝本为解肌，若其人脉浮紧，发热汗不出者，不可与之也，当须识此，勿令误也”，这是因为桂枝汤的发汗力量小了，势必要用麻黄类的药才能济事。若未得到适当的发汗，因而会高热致衄，这是由于体内需要有散温的出路，因衄血而体温低降，所以云“自衄者愈”。“紧为寒，浮为虚”，是对“表虚感寒”的演绎，即是生理机能失调而感冒的意思，并不是指真正的虚弱而言。

**20. 浮缓脉**

《伤寒论·辨太阳病脉证并治中》第 41 条云：“伤寒，脉浮缓，身不疼，但重，乍有轻时，无少阴证者，大青龙汤发之。”

《伤寒论·辨阳明病脉证并治》第 196 条云：“伤寒，脉浮而缓，手足自温者，是为系在太阴。”

《伤寒论·辨太阴病脉证并治》第 282 条云：“伤寒，脉浮而缓，手足自温者，系在太阴。”

《金匮要略·黄疸病脉证并治》第 259 条云："寸口脉浮而缓，浮则为风，缓则为痹，痹非中风，四肢苦烦，脾色必黄，瘀热以行。"

浮缓脉是浮脉之较轻者，应该是没有很重笃的病变表现，所以"乍有轻时"，这时体温也不很高了，并没有发热的表现，在临床上事实也是如此。"缓则为痹"等说，是经络家所言，大青龙汤亦处理得不很适当。

**21. 浮数脉**

《伤寒论·辨太阳病脉证并治中》第 51 条云："脉浮数者，法当汗出而愈。"

《伤寒论·辨太阳病脉证并治中》第 54 条云："脉浮而数者，可发汗，宜麻黄汤。"

《伤寒论·辨太阳病脉证并治中》第 74 条云："发汗已，脉浮数，烦渴者，五苓散主之。"

《伤寒论·辨阳明病脉证并治》第 263 条云："病人无表里证，发热七八日，虽脉浮数者，可下之。"

《伤寒论·辨厥阴病脉证并治》第 368 条云："下利，寸脉反浮数，尺中自涩者，必圊脓血。"

《金匮要略·腹满寒疝宿食病脉证治》第 135 条云："病腹满，发热十日，脉浮而数，饮食如故，厚朴七物汤主之。"

《金匮要略·消渴小便利淋病脉证并治》第215条云："趺阳脉浮而数，浮即为气，数即消谷而大坚，气盛则溲数，溲数即坚，坚数相搏，即为消渴。"

《金匮要略·水气病脉证并治》第234条云："趺阳脉浮而数，浮脉即热，数脉即止，热数相搏，名曰伏。"

《金匮要略·呕吐哕下利病脉证治》第329条云："下利，寸脉反浮数，尺中自涩者，必圊脓血。"

《金匮要略·疮痈肠痈浸淫病脉证并治》第345条云："诸脉浮数，应当发热，而反洒淅恶寒，若有痛处，当发为痈。"

浮数脉，为交感神经刺激，心动加快，血管充盈，收缩力增强的脉象，是热邪病机向外发展的征兆，张仲景以上所经验的各条皆是。

### 22. 浮弱脉

《伤寒论·辨太阳病脉证并治上》第13条云："太阳中风，阳浮而阴弱，阳浮者热自发，阴弱者汗自出，啬啬恶寒，淅淅恶风，翕翕发热，鼻鸣干呕者，桂枝汤主之。"

《伤寒论·辨太阳病脉证并治上》第44条云："太阳病，外症未解，脉浮弱者，当以汗解，宜桂枝汤。"

《金匮要略·中风历节病脉证并治》第73条云："少阴脉浮而弱，弱则血不足，浮则为风，风血相搏，即疼痛如掣。"

《金匮要略·黄疸病脉证并治》第265条云:“酒疸下之，久久为黑疸，目青面黑，心中如啖蒜虀状，大便正黑，皮肤爪之不仁，其脉浮弱，虽黑微黄，故知之。”

《金匮要略·惊悸吐衄下血胸满瘀血病脉证并治》第285条云:“病人面无血色，无寒热，脉沉弦者衄，浮弱手按之绝者，下血，烦咳者必吐血。”

浅层动脉充血，触觉上固见浮脉，但以动脉神经弛缓之故，重按之即觉其缓弱而不紧张，这便是浮弱脉的机理。若脑溢血、黄疸病人症见浮弱脉，不仅神经弛缓，血液也极度减少，这是与桂枝汤证大不相同之处。

**23. 浮细脉**

《伤寒论·辨太阳病脉证并治中》第39条云:“太阳病十日以去，脉浮细而嗜卧者，外已解也，设胸满胁痛者，与小柴胡汤，脉但浮者，与麻黄汤。”

病机不复亢奋，体力稍呈衰弱现象，因此脉搏浮细而嗜卧，这是疾病转好后的必然现象。

**24. 浮大脉**

《伤寒论·辨太阳病脉证并治上》第32条云:“问曰：证象阳旦，按法治之而增剧，厥逆咽中干，两胫拘急而谵语，师曰：言夜半手足当温，两脚当伸，后如师言，何以知此？答曰：寸口脉浮而大，浮为风，大为虚，风则生微热，虚则两胫挛，病形象桂枝，因加附子参其间。”

《伤寒论·辨太阳病脉证并治下》第139条云：“结胸症，其脉浮大者，不可下，下之则死。”

《伤寒论·辨少阴病脉证并治》第272条云：“三阳合病，脉浮大，上关上，但欲眠睡，目合则汗。”

《金匮要略·疟疾病脉证并治》第59条云：“师曰：疟脉自弦……浮大者，可吐之。”

《金匮要略·血痹虚痨病脉证并治》第85条云：“劳之为病，其脉浮大，手足烦，春夏剧，秋冬瘥，阴寒精自出，酸削不能行。”

《金匮要略·肺痿肺痈咳嗽上气病脉证治》第101条云：“上气，面浮肿，肩息，其脉浮大，不治，又加利，尤甚。”

《金匮要略·肺痿肺痈咳嗽上气病脉证治》第1条云：“咳而上气，此为肺胀，其人喘，目如脱状，脉浮大者，越婢加半夏汤主之。”

《金匮要略·腹满寒疝宿食病脉证治》第146条云：“问曰：人病有宿食，何以知之？师曰：寸口脉浮而大，按之反涩，尺中亦微而涩，故知有宿食，大承气汤主之。”

浮大脉，当为大脉之一种，因于心机亢盛动脉扩大所致。“阳旦病”“结胸症”“三阳合病”“疟疾”的脉浮大，都为急性热病进行期中的脉搏，是病机亢奋的现象，所以常见于“谵语”“结胸”（胃炎）“合目则汗”“疟”“肺胀”等热性病症，不过“阳旦症”的叙述与临床不符。至于上气喘息的脉浮大，多半是心室代偿性肥大的缘故，是急性支气管炎、肺气胀的习见脉象。劳之为病，其脉浮大，与前面“脉大为劳”是一个道理。

**25. 浮滑脉**

《伤寒论·辨太阳病脉证并治下》第145条云：“小结胸病，正在心下，按之则痛，脉浮滑者，小陷胸汤主之。”

《伤寒论·辨太阳病脉证并治下》第147条云：“太阳病下之……脉浮滑者，必下血。”

《伤寒论·辨太阳病脉证并治下》第184条云：“伤寒，脉浮滑，此以表有热，里有寒，白虎汤主之。”

《金匮要略·中风历节病脉证并治》第72条云：“趺阳脉浮而滑，滑则谷气实，浮则汗自出。”

脉管扩张而血液充实流利，便可见浮滑脉，多见于热病而心力亢奋的时期。

**26. 浮迟脉**

《伤寒论·辨阳明病脉证并治》第232条云：“脉浮而迟，表热里寒，下利清谷者，四逆汤主之。”

《金匮要略 · 消渴小便不利淋病脉证并治》第 214 条云：“寸口脉浮而迟，浮即为虚，迟即为劳，虚则卫气不足，劳则荣气竭。”

《金匮要略 · 水气病脉证并治》第 234 条云：“寸口脉浮而迟，浮脉则热，迟脉则潜，热潜相搏，名曰沉。”

浮迟脉相当于迟浮弱脉，是由于心力不足而虚性兴奋的脉象，所以称为“表热里寒”（假热象），是卫气不足荣气衰竭的缘故。

**27. 浮虚脉**

《伤寒论 · 辨阳明病脉证并治》第 246 条云：“病人烦热，汗出不解，又如疟状，日晡所发热者属阳明也，脉实者宜下之，脉浮虚者宜发汗。下之宜大承气汤，发汗宜桂枝汤。”

浮虚脉，即浮脉之一种，本是浮脉，不过脉管是宽软的，便带一种“虚”象罢了，并不是亏损的虚弱脉。

**28. 浮芤脉**

《伤寒论 · 辨阳明病脉证并治》第 252 条云：“脉浮而芤，浮为阳，芤为阴，浮芤相搏，胃气生热，其阳则绝。”

芤脉为失血过甚的脉象，是心脏排血量极度弱小的一种反应，因组织失掉营养，尽量扩张血管，企图得到多量的血液分布于各小血管以营养组织，虽然血管已尽量扩张，而因血已大量消失之故终究不能充满脉管，这时诊察脉搏便会得到“芤”象，正因其脉管过分扩张，故于芤之中见浮，这种脉搏，象征着心机衰弱、血压低落，多属危候，故云“其阳则绝。”

**29. 浮涩脉**

《伤寒论·辨阳明病脉证并治》第 253 条云:“趺阳脉浮而涩，浮则胃气强，涩则小便数，浮涩相搏，大便则鞕，其脾为约，麻子仁丸主之。”

《金匮要略·五脏风寒积聚病脉证并治》第 166 条云:“趺阳脉浮而涩，浮则胃气强，涩则小便数，浮涩相搏，大便则坚，其脾为约，麻子仁丸主之。”

《金匮要略·呕吐哕下利病脉证治》第 302 条云:“趺阳脉浮而涩，浮则为虚，涩则伤脾，脾伤则不磨，朝食暮吐，暮食朝吐，宿谷不化，名曰反胃。”

脉管弛缓而宽软，血液复枯减，神经失养，血流濡滞，便可见浮涩脉，脾约两条，脉症相参，当为身体衰弱者的习惯性便秘，“反胃”疑是衰弱者的胃炎病。

**30. 浮洪脉**

《金匮要略·水气病脉证并治》第 228 条云:“脉浮而洪，浮则为风，洪则为气，风气相搏，风强则为隐疹，身体为痒，痒为泄风，久为痂癞；气强则为水，难以俛仰，风气相击，身体洪肿，汗出乃愈。”

浮洪脉当同于浮大脉，而病机的亢奋最甚，隐疹洪肿等，都为热性病中所常见，风气云云，理难说通。

### 31. 浮动数脉

《伤寒论·辨太阳病脉证并治下》第 141 条云：“太阳病，脉浮而动数，浮则为风，数则为热，动则为痛，数则为虚，头痛发热，微盗汗出，而反恶寒者，表未解也。”

浮数脉而兼见重复脉，便是“浮动数脉”，其病理与“浮数脉”相同，不过其神经系尤为兴奋，脉管愈显得紧张而已。其“风”“热”“痛”云云，一律视为对神经症状的概念的描述，于理略可通，否则颇不合逻辑。

### 32. 浮虚涩脉

《伤寒论·辨太阳病脉证并治下》第 182 条云：“伤寒八九日，风湿相搏，身体疼烦，不能自转侧，不呕不渴，脉浮虚而涩者，桂枝附子汤主之。”

脉管虽扩张，而心脏排血量颇弱小，故脉搏浮中而见“虚涩”，这是体力衰弱的象征，风湿病由于汗腺排泄机能的阻滞，亦或可见这种脉象。

### 33. 浮弱涩脉

《金匮要略·血痹虚劳病脉证并治》第86条云："男子脉浮弱而涩，为无子，精气清冷。"

脉浮弱而涩，是肌肉薄血管浅露（浮）而血液不足心机衰弱也。这殆为衰弱者的授胎不能症。

### 34. 浮微涩脉

《金匮要略·疮痈肠痈浸淫病脉证并治》第349条云："问曰：寸口脉浮微而涩，法当亡血，若汗出，设不汗者云何？答曰：若身有疮，被刀斧所伤，亡血故也。"

浮微涩脉与浮弱涩脉同属一理，故云"法当亡血"。

### 35. 浮细滑脉

《金匮要略·痰饮咳嗽病脉证并治》第190条云："脉浮而细滑，伤饮。"

浮细滑，即浮滑脉之次者，或者脉本为浮滑，因其人脉管细小之故，不能凭脉遽指其为伤饮，此非仲景言。

### 36. 细脉

《伤寒论·辨太阳病脉证并治下》第156条云："伤寒五六日，头汗出、微恶寒、手足冷、心下满，口不欲食、大便鞕，脉细者，此为阳微结，必有表复有里也。"

《伤寒论·辨厥阴病脉证并治》第355条云："手足厥寒，

脉细欲绝者，当归四逆汤主之。”

《金匮要略·五脏风寒积聚病脉证并治》第 171 条云：“诸积大法，脉来细而附骨者，乃积也。”

凡神经衰疲，血压低降，末梢动脉管收缩者，其脉必细，正因其血压低降，所以手足厥冷。“细而附骨”是细小之极的脉象。

**37. 细数脉**

《伤寒论·辨太阳病脉证并治中》第 127 条云：“太阳病当恶寒发热，今自汗出，反不恶寒发热，关上脉细数者，以医吐之过也。”

《伤寒论·辨太阳病脉证并治下》第 147 条云：“太阳病，下之……脉细数者，头痛未止。”

体力已衰惫，而病机犹亢奋未已，是以脉搏于细中见数。第 127 条是因吐而引起胃机能的兴奋，第 147 条是于下后而头部犹充血，都是同样的机理。

**38. 细沉数脉**

《伤寒论·辨少阴病脉证并治》第 289 条云：“少阴病，脉细沉数，病为在里，不可发汗。”

细沉数脉，即细数脉，所谓细沉，犹《金匮要略·五脏风寒积聚》第 171 条所谓“脉来细而附骨”者。

### 39. 沉脉

《伤寒论·辨太阳病脉证并治中》第96条云："病发热头痛，脉反沉，若不差，身体疼痛，当救其里，宜四逆汤。"

《伤寒论·辨阳明病脉证并治》第227条云："伤寒五六日，脉沉而喘满，沉为在里，而反发其汗，津液越出，大便为难，表虚里实，久则谵语。"

《伤寒论·辨少阴病脉证并治》第305条云："少阴病，始得之，及发热脉沉者，麻黄附子细辛汤主之。"

《伤寒论·辨少阴病脉证并治》第309条云："少阴病，身体疼，手足寒，骨节痛，脉沉者，附子汤主之。"

《伤寒论·辨少阴病脉证并治》第327条云："少阴病，脉沉者，急温之，宜四逆汤。"

《金匮要略·肺痿肺痈咳嗽上气病脉证治》第107条云："脉沉者，泽泻汤主之。"

《金匮要略·痰饮咳嗽病脉证并治》第181条云："胸中有留饮，其人短气而渴，四肢历节痛，脉沉者，有留饮。"

《金匮要略·水气病脉证并治》第227条云："石水，其脉自沉，外症腹满不喘。"

《金匮要略·水气病脉证并治》第231条云："里水者，一身面目黄肿，其脉沉，小便不利，故令病水。"

《金匮要略·水气病脉证并治》第237条云："脉得诸沉，

当责有水，身体肿重，水病脉出者死。”

《金匮要略 · 水气病脉证并治》第 238 条云：“夫水病人，目下有卧蚕，面目鲜泽，脉伏，其人消渴，病水腹大，小便不利，其脉沉绝者，有水，可下之。”

《金匮要略 · 水气病脉证并治》第 254 条云：“问曰：黄汗之为病，身体重，发热汗出而渴，状如风水，汗沾衣，色正黄如柏汁，脉自沉，何从得之。”

《金匮要略 · 黄疸病脉证并治》第 267 条云：“脉沉，渴欲饮水，小便不利者，皆发黄。”

血压低降，末梢动脉血液减少，即浅层动脉贫血，于桡骨动脉便诊得沉脉，一般为体力衰惫之象，所以《伤寒论》中的沉脉都用“四逆汤”“麻黄附子细辛汤”“附子汤”这类兴奋强壮药。水肿病的沉脉于体力衰竭固然亦有关系，然因其肌肉浮肿，末梢动脉被压迫着，当然得见沉脉。

**40. 沉紧脉**

《伤寒论 · 辨太阳病脉证并治中》第 69 条云：“伤寒若吐若下后，心下逆满，气上冲胸，起则头眩，脉沉紧，发汗则动经，身为振振摇者，茯苓桂枝白术甘草汤主之。”

《伤寒论 · 辨太阳病脉证并治下》第 142 条云：“伤寒六七日，结胸热实，脉沉而紧，心下痛，按之石鞕者，大陷胸汤主之。”

《伤寒论·辨太阳病脉证并治下》第147条云：“太阳病，下之……脉沉紧者，必欲呕。”

《伤寒论·辨太阳病脉证并治下》第156条云：“伤寒五六日，头汗出，微恶寒，手足冷，心下满，口不欲食，大便鞕……脉虽沉紧，不得为少阴病。”

《伤寒论·辨阳明病脉证并治》第271条云：“本太阳病不解，转入少阳者，胁下鞕满，干呕，不能食，往来寒热，尚未吐下，脉沉紧者，与小柴胡汤。”

《金匮要略·痰饮咳嗽病脉证并治》第195条云：“膈间支饮，其人喘满，心下痞坚，面色黧黑，其脉沉紧，得之数十日，医吐下之不愈，木防已汤主之。”

《金匮要略·水气病脉证并治》第247条云：“问曰：病者苦水，面目身体四肢皆肿，小便不利，脉之，不言水，反言胸中痛，气上冲咽，状如炙肉，当微咳喘，审如师言，其脉何类？师曰：寸口脉沉而紧，沉为水，紧为寒，沉紧相搏，结在关元。”

脉管纤维萎缩而排血量亦复不足，脉搏所见便为沉紧。《伤寒论》所述颇类似胃炎一类症候，《金匮要略》所述，前条类似慢性肋膜炎，后条类似腹底骨盆腔内有积水。是沉紧脉常见于水中毒一类证候，或为收缩神经被刺激的反应使然。

## 41. 沉迟脉

《伤寒论·辨太阳病脉证并治中》第64条云："发汗后，身疼痛，脉沉迟者，桂枝加芍药生姜各一两人参三两新加汤主之。"

《伤寒论·辨厥阴病脉证并治》第361条云："伤寒六七日，大下后，寸脉沉而迟，手足厥逆，下部脉不至，喉咽不利，唾脓血，泄利不止者，为难治，麻黄升麻汤主之。"

《伤寒论·辨厥阴病脉证并治》第371条云："下利，脉沉而迟，其人面少赤，身有微热，下利清谷者，必郁冒汗出而解，病人必微厥，所以然者，其面戴阳，下虚故也。"

《金匮要略·水气病脉证并治》第227条云："正水，其脉沉迟，外证自喘。"

《金匮要略·水气病脉证并治》第246条云："师曰：寸口脉沉而迟，沉则为水，迟则为寒，寒水相搏，趺阳脉伏，水谷不化，脾气衰则鹜溏，胃气衰则身肿。"

《金匮要略·呕吐哕下利病脉证治》第331条云："下利，脉沉而迟，其人面少赤，身有微热，下利清谷者，必郁冒汗出而解，病人必微厥，所以然者，其面戴阳，下虚故也。"

心动弛缓，排血量减少，同时脉管收缩，脉搏即见沉迟。上列沉迟脉，或于汗后，或于下后，均为津液大伤，心机衰弱，血液减少的缘故。水肿病的脉沉迟，与上列沉脉、沉紧脉同属一理。

### 42. 沉微脉

《伤寒论·辨太阳病脉证并治中》第 63 条云："下之后，复发汗，昼日烦躁不得眠，夜而安静，不呕不渴，无表证，脉沉微身无大热者，干姜附子汤主之。"

《金匮要略·痰饮咳嗽病脉证并治》第 207 条云："青龙汤下已，多唾口燥，寸脉沉，尺脉微，手足厥逆，气从小腹上冲胸咽，手足痹，其面翕热如醉状，因复下流阴股，小便难，时复冒。"

左心室排血量弱小，因而脉跃不足，则见"沉微脉"。所以身无大热、手足厥逆，所以要用干姜附子的强壮剂。

### 43. 沉结脉

《伤寒论·辨太阳病脉证并治中》第 132 条云："太阳病，身黄，脉沉结，少腹鞕，小便不利者，为无血也，小便自利，其人如狂者，血证谛也，抵当汤主之。"

不仅脉跃不足，而且瓣膜闭锁不全，血行时有止息，便为沉结脉，此证可见于溶血性黄疸。

### 44. 沉滑脉

《伤寒论·辨太阳病脉证并治下》第 147 条云："太阳病下之……脉沉滑者，协热利。"

《金匮要略·水气病脉证并治》第229条云："寸口脉沉滑者，中有水气，面目肿大有热，名曰风水。"

脉于沉部而得流利的脉波，是为"沉滑脉"，原因为排血量颇充实。既充实而尚以沉见者，在太阳病条，是因误下而体力先惫，病机渐转于亢奋；后条的沉滑，或因于桡骨部水肿的关系。

**45. 沉弦脉**

《伤寒论·辨厥阴病脉证并治》第370条云："下利脉沉弦者，下重也，脉大者，为未止，脉微弱数者，为欲自止，虽发热不死。"

《金匮要略·痰饮咳嗽病脉证并治》第192条云："脉沉而弦者，悬饮内痛。"

《金匮要略·黄疸病脉证并治》第263条云："酒黄疸者，或无热，靖言了了，腹满，欲吐，鼻燥，其脉浮者先吐之，沉弦者先下之。"

《金匮要略·惊悸吐衄下血胸满瘀血病脉证并治》第285条云："病人面无血色，无寒热，脉沉弦者衄。"

《金匮要略·呕吐哕下利病脉证治》第322条云："下利，脉沉弦者，下重。"

脉管于沉部仍见紧张而富弹力者便是沉弦脉，多因于血少，不能充盈其血管，血管紧缩以维持其血压的缘故。至于“里急后重”的下利，或为肠神经及腹直肌挛急而痛，影响到收缩神经所致。

**46. 沉实脉**

《伤寒论·辨阴阳易差后劳复病脉证并治》第399条云：“伤寒，差以后更发热者，小柴胡汤主之，脉浮者，以汗解之，脉沉实者，以下解之。”

沉实脉颇同于沉滑脉，病新愈后，脉沉中见实，这是动脉血液已逐渐在充盈之象，也就可以知其所以复发热的原因了。

**47. 沉小脉**

《金匮要略·水气病脉证并治》第252条云：“水之为病，其脉沉小，属少阴。”

沉小脉略同于沉微脉，仍为排血量弱小的缘故。

**48. 沉大滑脉**

《金匮要略·脏腑经络先后病脉证》第11条云：“问曰：寸脉沉大而滑，沉则为实，滑则为气，实气相搏，血气入脏即死，入腑即愈，此为卒厥。”

沉大而滑之脉，为内热亢盛之候，“大”与“滑”都是因脉管充血，以“沉”部见者，或为其人的素质使然。卒厥云云，经脉家的赘词，颇难通。

### 49. 沉小迟脉

《金匮要略·血痹虚劳病脉证并治》第 91 条云："脉沉小迟，名脱气，其人急行则喘喝，手足逆寒，腹满，甚则溏泄，食不消化也。"

沉小迟脉颇同于沉迟脉，不过心脏机能尤为衰弱罢了。

### 50. 沉弱脉

《金匮要略·中风历节病脉证并治》第 71 条云："寸口脉沉而弱，沉即主骨，弱即主筋，沉即为肾，弱即为肝，汗出入水中，如水伤心，历节黄汗出，故曰历节。"

沉弱脉颇同于沉微脉，这是偻麻质斯病（历节病）极度贫血的必然现象，"主骨""主筋"之说，固为附会，而偻麻质斯的病灶大都在"筋"与"骨"。

### 51. 沉细脉

《金匮要略·痓湿暍病脉证治》第 19 条云："太阳病发热，脉沉而细者，名曰痓，为难治。"

《金匮要略·痓湿暍病脉证治》第 30 条云："太阳病，关节疼痛而烦，脉沉而细者，此名湿痹，湿痹之候，小便不利，大便反快，但当利其小便。"

心脏衰弱的，脉搏便沉细；"痓病"多为脑脊髓膜炎，病而至于心脏衰弱，当然难治；“湿痹”多为关节炎。

**52. 沉迟小紧数脉**

《金匮要略·胸痹心痛短气病脉证并治》第119条云：“胸痹之为病，喘息咳唾，胸背痛，短气，寸口脉沉而迟，关上小紧数，栝蒌薤白白酒汤主之。”

胸痹包括肋间神经痛及胃神经痛，唯其所述脉搏太复杂，而且“迟”“数”并见，这是不足取信的，按其症状，脉搏或多为“沉紧”。

**53. 伏脉**

《金匮要略·痰饮咳嗽病脉证并治》第189条云：“病者脉伏，其人欲自利，利反快，虽利，心下续坚满，此为留饮欲去故也，甘遂半夏汤主之。”

《金匮要略·水气病脉证并治》第232条云：“趺阳脉当伏，今反紧，本自有寒，疝瘕腹中痛，医反下之，下之即胸满短气。”

《金匮要略·水气病脉证并治》第232条云：“趺阳脉当伏，今反数，本自有热，清谷小便数，今反不利，此欲作水。”

《金匮要略·水气病脉证并治》第238条云：“夫水病人，目下有卧蚕，面色鲜泽，脉伏，其人消渴。”

脉沉至极便为伏脉，多为腹内脏器有急剧病变，血液集中病所，以为救济，而桡骨动脉的搏动便极微薄；抵抗急性重病，心力一时衰竭不能为济，脉亦见伏。首条的脉伏，属于前者，水气人的脉伏，便属于后者。

**54. 伏弦脉**

《金匮要略·痉湿暍病脉证治》第 24 条云："暴腹胀大者，为欲解，脉如故，反伏弦者，痉。"

伏弦脉即过去西医的小硬脉，即是上述伏脉之第一种。

**55. 芤动微紧脉**

《金匮要略·血痹虚劳病脉证并治》第 87 条云："脉得诸芤动微紧，男子失精，女子梦交。"

"芤"与"微"，属于一个性质的脉象，都是血液减少、血压低降、神经衰惫之象；而"动"与"紧"，为另一性质同属的脉象，都是血液充沛、血压增高、脉管紧张之象。此二者万难同时并见，因前者为衰减性，后者为亢奋性。失精的虚弱人，可能见前者脉搏；梦交有属于脑神经充血而亢奋，可能见后者脉搏。丹波元胤说："芤与微反，动与紧反，盖芤动与微紧，自是二脉。"不知其做何解释。

**56. 弦脉**

《伤寒论·辨太阳病脉证并治下》第 147 条云："太阳病，

下之……脉弦者，必两胁拘急。”

《伤寒论·辨太阳病脉证并治下》第150条云：“太阳与少阳并病，头项强痛，或眩冒，时如结胸，心下痞鞕者，当刺大椎第一间肺俞，慎不可发汗，发汗则谵语脉弦，五日谵语不止，当刺期门。”

《伤寒论·辨阳明病脉证并治》第221条云：“伤寒若吐若下后不解，不大便五六日，上至十余日，日晡所发潮热，不恶寒，独语如见鬼状，若剧者，发则不识人，循衣摸床，惕而不安，微喘直视，脉弦者生，涩者死，微者但发热。”

《金匮要略·腹满寒疝宿食病脉证治》第131条云：“寸口脉弦者，即胁下拘急而痛，其人啬啬恶寒也。”

《金匮要略·腹满寒疝宿食病脉证治》第145条云：“其脉数而紧乃弦，状如弓弦，按之不移。”

《金匮要略·五脏风寒积聚病脉证并治》第161条云：“心伤者，其人劳倦，即头面赤而下重，心中痛而自烦发热，当脐跳，其脉弦，此为心脏伤所致也。”

《金匮要略·痰饮咳嗽病脉证并治》第183条云：“夫病人饮水多，必暴喘满，凡食少饮多，水停心下，甚者则悸，微者短气，脉双弦者寒也，皆大下后喜虚，脉偏弦者，饮也。”

《金匮要略·痰饮咳嗽病脉证并治》第203条云：“咳家，其脉弦，为有水，十枣汤主之。”

《金匮要略·呕吐哕下利病脉证治》第 300 条云："脉弦者虚也，胃气无余，朝食暮吐，变为胃反，寒在于上，医反下之，今脉反弦，故名曰虚。"

《金匮要略·呕吐哕下利病脉证治》第 327 条云："下利脉反弦，发热身汗者，自愈。"

《金匮要略·妇人妊娠病脉证并治》第 362 条云："妇人怀娠六七月，脉弦发热，其胎愈胀，腹痛恶寒者，少腹如扇，所以然者，子脏开故也，当以附子汤温其脏。"

脉管壁的收缩神经兴奋，脉搏即弦，惟其属于神经的病变，影响所及，多为神经系统的病症，如"谵语""痛""拘急"，就是这个理由。弦脉的脉管虽紧张，而其血液不充盈，重按即陷，血流的搏动显于脉管的两边，这叫作"双弦"，也就是其脉弦属虚的由来。病到了"不识人"的时候，谓"脉弦者生"，这是见其于血行减退之中而犹有抵抗力与病势相争的缘故。下利后的"脉弦""发热""身汗"自愈，也是这个道理。

**57. 弦细脉**

《金匮要略·辨少阳病脉证并治》第 270 条云："伤寒脉弦细，头痛发热者，属少阳。"

弦脉的血液本不充盈，今更因排血量弱小，便于弦中显细，是体力不很好之象。

**58. 弦迟脉**

《伤寒论·辨少阴病脉证并治》第328条云："少阴病，饮食入口则吐，心中温温欲吐，复不能吐，始得之，手足寒，脉弦迟者，此胸中实，不可下也，当吐之。"

《金匮要略·疟病脉证并治》第59条云："师曰：疟脉自弦，弦迟者多寒……弦迟者可温之。"

动脉管收缩而心动复弛缓者，便见弦迟脉，正因其心动弛缓，排血量不充分，所以症见手足寒。

**59. 弦小紧脉**

《金匮要略·疟病脉证并治》第59条云："师曰：疟脉自弦……弦小紧者，下之差。"

弦与紧，同为脉管壁的收缩神经兴奋所致，所以最易同见，不过紧脉可充血，弦脉不会充血；小脉徒见其浅层动脉收缩之极；言其弦小已足，不必言紧；至于凭"弦小紧"脉，便云"下之差"，这是没有根据的诊断治疗，非出自仲景。

**60. 弦紧脉**

《金匮要略·疟病脉证并治》第59条云："师曰：疟脉自弦……弦紧者可发汗，针灸也。"

《金匮要略·腹满寒疝宿食病脉证治》第142条云："腹

痛，脉弦而紧，弦则卫气不行，即恶寒，紧则不欲食，邪正相搏，即为寒疝。”

《金匮要略·水气病脉证并治》第235条云：“寸口脉弦而紧，弦则卫气不行，即恶寒，水不沾流，走于肠间。”

弦紧脉，就是紧脉，弦紧字重复用，反觉其不可通。

**61. 弦数脉**

《金匮要略·疟病脉证并治》第59条云：“师曰：疟脉自弦，弦数者多热……弦数风发也，以饮食消息止之。”

《金匮要略·痰饮咳嗽病脉证并治》第191条云：“脉弦数，有寒饮，冬夏难治。”

收缩神经与交感神经同时兴奋，一面浅层动脉收缩，一面心动亢进，便见弦数脉，是病机亢奋之象。“冬夏难治”云云，不可训。

**62. 弦浮大脉**

《伤寒论·辨阳明病脉证并治》第237条云：“阳明中风，脉弦浮大而短气，腹都满，胁下及心痛，久按之气不通，鼻干不得汗，嗜卧，一身及目悉黄，小便难，有潮热，时时哕，耳前后肿。”

弦浮大脉，略同于弦数脉，病机正亢盛也。从“耳前后肿”来看，这是急性的流行性腮腺炎病。

### 63. 弦细芤迟脉

《金匮要略·痉湿暍病脉证治》第41条云："太阳中暍，发热恶寒，身重而疼痛，其脉弦细芤迟，小便已，洒洒然毛耸，手足逆冷，小有劳，身即热，口前开，板齿燥。"

浅层动脉微见收缩，津液不足，血中水分少，因而脉象"弦细芤"，继以体温不足，心搏动弛缓，脉搏至数亦不足而"迟"，所以洒洒然毛耸，手足厥冷。

### 64. 紧脉

《伤寒论·辨太阳病脉证并治上》第3条云："太阳病或已发热，或未发热，必恶寒，体痛，呕逆，脉阴阳俱紧者，名曰伤寒。"

《伤寒论·辨太阳病脉证并治下》第147条云："太阳病，下之……脉紧者，必咽痛。"

《伤寒论·辨阳明病脉证并治》第201条云："阳明病，初欲食，小便反不利，大便自调，其人骨节疼，翕翕如有热状，奄然发狂，濈然汗出而解者，此水不胜谷气，与汗共并，脉紧则愈。"

《伤寒论·辨少阴病脉证并治》第287条云："病人脉阴阳俱紧，反汗出者，亡阳也，此属少阴，法当咽痛而复吐利。"

《伤寒论·辨少阴病脉证并治》第291条云："少阴病，脉紧，至七八日自下利，脉暴微，手足反温，脉紧反去者，为欲解也。虽烦下利，必自愈。”

《伤寒论·辨厥阴病脉证并治》第359条云：“病人手足厥冷，脉乍紧者，邪结在胸中，心下满而烦，饥不能食者，病在胸中，当须吐之，宜瓜蒂散。”

《伤寒论·辨厥阴病脉证并治》第365条云：“下利，脉数，有微热，汗出，今自愈，设复紧，为未解。”

《金匮要略·腹满寒疝宿食病脉证治》第151条云：“脉紧，头痛风寒，腹中有宿食不化也。”

《金匮要略·腹满寒疝宿食病脉证治》第150条云：“脉紧，如转索无常者，有宿食也。”

《金匮要略·水气病脉证并治》第232条云：“趺阳脉当伏，今反紧，本自有寒，疝瘕腹中痛，医反下之，下之即胸满短气。”

《金匮要略·黄疸病脉证并治》第260条云：“趺阳脉紧，为伤脾，风寒相搏，食谷即眩，谷气不消，胃中苦浊。”

《金匮要略·呕吐哕下利病脉证治》第316条云：“吐后渴欲得水而贪饮者，文蛤汤主之，兼主微风脉紧头痛。”

《金匮要略·呕吐哕下利病脉证治》第325条云：“下利脉数，有微热汗出，今自愈，设脉紧，为未解。”

紧脉与弦脉，同为脉管壁的收缩神经兴奋的结果，其不同于弦脉者，紧脉的张度要比较弦脉硬而实大，这是由其浅层动脉充血的缘故。如“脉阴阳俱紧者，名曰伤寒”，就是浅层动脉的收缩神经与皮肤汗腺同时收缩，血液复继续充盈不已而见的紧张，不过就是由感冒的刺激所致，是一时性的；而“少阴病脉紧”，是由于皮下脂肪消尽，组织萎缩所致。这都是一时性的，应当增加营养，救济体能为是。“紧反去者，为欲解也”“设复紧，为未解”，便是这个道理。一般说紧脉为有寒，是属于前者；宿食虽亦现紧脉，而于外感亦有关系，一般的消化不良往往由感冒而引起，所以说“脉紧头痛风寒，腹中有积食不化也”。

**65. 紧弦脉**

《金匮要略·痓湿暍病脉证治》第 25 条云：“夫痓脉，按之紧如弦，直上下行。”

《金匮要略·腹满寒疝宿食病脉证治》第 140 条云：“胁下偏痛，发热，其脉紧弦，此寒也，以温药下之，宜大黄附子汤。”

紧弦之脉，同属一体，为紧为弦，便在充血之有无来区分。

**66. 紧沉脉**

《金匮要略·水气病脉证并治》第 236 条云：“少阴脉紧而

沉，紧则为痛，沉则为水，小便即难。”

理与沉紧脉同。

#### 67. 紧数脉

《金匮要略·黄疸病脉证并治》第260条云：“趺阳脉紧而数，数则为热，热则消谷，紧则为寒，食即为满。”

交感神经与收缩神经同时兴奋，便可见紧数脉，即脉管紧张而至数亦增加，这是病机亢奋的现象。

#### 68. 紧大迟脉

《金匮要略·腹满寒疝宿食病脉证治》第145条云：“脉紧大而迟者，必心下坚。”

“脉紧大而迟”便是大紧脉，所以与大紧脉用同一治疗法，其“迟”无非是脉至稍减一至半至而已。

#### 69. 革脉

《金匮要略·血痹虚劳病脉证并治》第92条云：“脉弦而大，弦则为减，大则为芤，减则为寒，芤则为虚，寒虚相搏，此名为革，妇人则半产漏下，男子则亡血失精。”

《金匮要略·惊悸吐衄下血胸满瘀血病脉证并治》第288条云：“寸口脉弦而大，弦则为减，大则为芤，减则为寒，芤则为虚，寒虚相搏，此名曰革，妇人则半产漏下，男子则亡血。”

《金匮要略·妇人杂病脉证并治》第395条云：“寸口脉弦而大，弦则为减，大则为芤，减则为寒，芤则为虚，寒虚相搏，此名曰革，妇人则半产漏下，旋复花汤主之。”

革脉为营养失常，血液稀薄，神经虚性兴奋，脉管硬变所致。所以上列同样的三条，都为寒为虚，为亡血，为失精。

**70. 弱脉**

《伤寒论·辨太阳病脉证并治中》第119条云：“形作伤寒，其脉不弦紧而弱，弱者必渴，被火必谵语，弱者发热，脉浮解之，当汗出愈。”

《伤寒论·辨阳明病脉证并治》第257条云：“得病二三日，脉弱，无太阳柴胡证，烦躁，心下鞕，至四五日，虽能食，以小承气汤，少少与，微和之，令小安。”

《伤寒论·辨太阴病脉证并治》第284条云：“太阴为病，脉弱，其人续自便利，设当行大黄芍药者，宜减之，以其人胃气弱易动故也。”

《伤寒论·辨厥阴病脉证并治》第364条云：“下利有微热而渴，脉弱者，令自愈。”

《伤寒论·辨厥阴病脉证并治》第382条云：“呕而脉弱，小便复利，身有微热，见厥者，难治，四逆汤主之。”

《金匮要略·痰饮咳嗽病脉证并治》第205条云：“久咳数

岁，其脉弱者可治。”

《金匮要略 · 呕吐哕下利病脉证治》第 311 条云：“呕而脉弱，小便复利，身有微热，见厥者难治，四逆汤主之。”

《金匮要略 · 呕吐哕下利病脉证治》第 325 条云：“下利有微热而渴，脉弱者，令自愈。”

心力弱而血又少，因而神经衰惫，官能减退，动脉血压低降，便可见弱脉。弱脉虽和软脉很相似，但软为脉管的弛缓，而弱为心力的衰弱，是其大较。弱而渴，是津液的枯竭；弱而利，是胃肠机能的衰减；久病脉弱，是官能减退的一般现象；“脉弱者，令自愈”是对待病机亢进时的脉搏而言。

**71. 弱涩脉**

《伤寒论 · 辨少阴病脉证并治》第 290 条云：“少阴病，脉微，不可发汗，亡阳故也，阳已虚，尺脉弱涩者，复不可下之。”

“脉弱涩”同上弱脉，不过这尤见其搏动的徐缓濡滞而然。

**72. 微脉**

《伤寒论 · 辨太阳病脉证并治上》第 25 条云：“太阳病，得之八九日，如疟状，发热恶寒，热多寒少，其人不呕，清便欲自可，一日二三度发，脉微缓者，为欲愈也。脉微而恶寒者，此阴阳俱虚，不可更发汗更下更吐也。”

《伤寒论·辨太阳病脉证并治中》第51条云：“脉浮数者，法当汗出而愈，若下之，身重心悸者，不可发汗，当自汗出乃解，所以然者，尺中脉微，此里虚，须表里实，津液自和，便自汗出愈。”

《伤寒论·辨太阳病脉证并治中》第98条云：“太阳病未解，脉阴阳俱微，必先振栗汗出而解，但阳脉微者，先汗出而解；但阴脉微者，下之而解，若欲下之，宜调胃承气汤。”

《伤寒论·辨太阳病脉证并治中》第111条云：“伤寒十三日，过经谵语者，以有热也，当以汤下之，若小便利者，大便当鞕，而反下利，脉调和者，知医以丸药下之，非其治也，若自下利者，脉当微厥，今反和者，此为内实也，调胃承气汤主之。”

《伤寒论·辨太阳病脉证并治下》第168条云：“伤寒吐下后发汗，虚烦，脉甚微，八九日心下痞鞕，胁下痛，气上冲咽喉，眩冒，经脉动惕者，久而成痿。”

《伤寒论·辨阳明病脉证并治》第251条云：“脉阳微，而汗出少者，为自和也。”

《伤寒论·辨少阴病脉证并治》第290条云：“少阴病，脉微，不可发汗，亡阳故也。”

《伤寒论·辨少阴病脉证并治》第291条云：“少阴病，脉紧，至七八日，自下利，脉暴微，手足反温，脉紧反去者，为欲解也，虽烦下利，必自愈。”

《伤寒论 · 辨少阴病脉证并治》第 294 条云：“少阴中风，脉阳微阴浮者，为欲愈。”

《伤寒论 · 辨少阴病脉证并治》第 319 条云：“少阴病，下利，脉微者，与白通汤。”

《伤寒论 · 辨少阴病脉证并治》第 321 条云：“少阴病，下利清谷，里寒外热，手足厥逆，脉微欲绝，身反不恶寒者，其人面色赤，或腹痛，或干呕，或咽痛，或利止，脉不出者，通脉四逆汤主之。”

《伤寒论 · 辨厥阴病脉证并治》第 342 条云：“伤寒，脉微而厥，至七八日肤冷，其人躁无暂时安者，此为脏厥，非蚘厥也。”

《伤寒论 · 辨厥阴病脉证并治》第 347 条云：“伤寒六七日，脉微，手足厥冷，烦躁，灸厥阴，厥不还者死。”

《伤寒论 · 辨霍乱病脉证并治》第 390 条云：“恶寒，脉微，而复利，利止，亡血也，四逆加人参汤主之。”

《伤寒论 · 辨霍乱病脉证并治》第 395 条云：“既吐且利，小便复利，而大汗出，下利清谷，内寒外热，脉微欲绝者，四逆汤主之。”

《伤寒论 · 辨霍乱病脉证并治》第 395 条云：“吐下已断，

汗出而厥，四肢拘急不解，脉微欲绝者，通脉四逆加猪胆汤主之。”

《金匮要略·血痹虚劳病脉证并治》第81条云：“血痹，阴阳俱微，寸口关上微，尺中小紧，外证身体不仁，如风痹状，黄芪桂枝五物汤主之。”

心弱血少，脉管又不能适量紧张，便成微脉，兼而有软（濡）脉和弱脉的病理，是神经衰惫、动脉血压低降的征候。如“脉微而恶寒”“脉微里虚”“虚烦脉微”“下利脉微”“脉阳微而汗出少”“脉微不可发汗”“脉微手足厥冷”等，都是由于心脏衰弱，血液减少，体温低落而引起的。但是与此相反的，其中偏有“脉暴微，手足反温，脉紧反去，为欲解”的病例，这是说明先存在的紧脉，殆由于病毒刺激收缩神经而然，现在病毒消失了，收缩神经恢复了正常，而心脏在这七八日抗病期间衰弱已极，则紧去微显，因此主病欲解，脉虽微而手足反温，更知其心脏在衰弱之中已逐渐地在恢复。

**73. 微缓脉**

《伤寒论·辨太阳病脉证并治上》第25条云：“太阳病，得之八九日，如疟状，发热恶寒，热多寒少，其人不呕，清便欲自可，一日二三度发，脉微缓者，为欲愈也。”

缓脉是调节均匀的脉搏，微中带缓，病机已渐作良好的转归，故为欲愈。

**74. 微弱脉**

《伤寒论·辨太阳病脉证并治上》第29条云："太阳病发热恶寒，热多寒少，脉微弱者，此无阳也，不可发汗，宜桂枝二越婢一汤。"

《伤寒论·辨太阳病脉证并治中》第40条云："太阳中风，脉浮紧，发热恶寒，身疼痛，不汗出而烦躁者，大青龙汤主之，若脉微弱汗出恶风者，不可服之。"

《伤寒论·辨太阳病脉证并治下》第146条云："太阳病二三日，不能卧，但欲起，心下必结，脉微弱者，此本有寒分也。"

《金匮要略·痉湿暍病脉证治》第43条云："太阳中暍，身热疼重，而脉微弱，此以夏月伤冷水，水行皮中所致也，一物瓜蒂汤主之。"

《金匮要略·妇人产后病脉证并治》第375条云："妇人郁冒，其脉微弱，呕不能食，大便反坚，但头汗出，所以然者，血虚而厥，厥而必冒，冒家欲解，必大汗出。"

中暑、中热的脉搏微弱，这是必然现象，由于心力一时性的衰惫所致。妇人得产褥热的脉搏微弱，或因新产血虚使然，故曰血虚而厥。

### 75. 微数脉

《伤寒论·辨太阳病脉证并治中》第122条云："微数之脉，慎不可灸，因火为邪，则为烦逆。"

《金匮要略·百合狐惑阴阳毒病脉证并治》第44条云："论曰：百合病……其脉微数，每溺时头痛者，六十日乃愈。"

《金匮要略·中风历节病脉证并治》第64条云："夫风之为病，当半身不遂，或但臂不遂者，此为痹，脉微而数，中风使然。"

《金匮要略·肺痿肺痈咳嗽上气病脉证治》第100条云："问曰：病咳逆，脉之，何以知此为肺痈，当有脓血，吐之则死，其脉何类？师曰：寸口脉微而数，微则为风，数则为热，微则汗出，数则恶寒。"

《金匮要略·呕吐哕下利病脉证治》第301条云："寸口脉微而数，微则无气，无气则荣虚，荣虚则血不足，血不足则胸中冷。"

心力不足，血液减少，而动脉神经反呈虚性兴奋，则可见微数脉，因此不可用灸，再刺激其兴奋，而衰竭其心脏。若患神经衰弱（百合病）的人，心力已弱，而神经又易于兴奋，其脉亦微弱；中风人的脉微弱，心力早衰，血管又硬变的缘故；染肺病见"脉微数"，也是由于荣养不良引起的虚性兴奋；患胃病的人见脉微数，亦是营养障碍的特征；所以说：

"无气则营虚，营虚则血不足。"

### 76. 微沉脉

《伤寒论·辨太阳病脉证并治中》第131条云："太阳病，六七日，表证仍在，脉微而沉，反不结胸，其人发狂者，以热在下焦，少腹当鞕满，小便自利者，下血乃愈。"

微沉之脉为脉跃不足，因而脉搏的起落不很明显。胃炎病见脉沉微，多为水中毒之故，其心脏仍然是很衰惫的，所以症见"发狂"而"脉微沉"。

### 77. 微涩脉

《伤寒论·辨阳明病脉证并治》第223条云："阳明病，谵语发潮热，脉滑而疾者，小承气汤主之，因与承气汤一升，腹中转矢气者，更服一升，若不转矢气者，勿更与之，明日又不大便，脉反微涩者，里虚也，为难治，不可更与承气汤也。"

《伤寒论·辨少阴病脉证并治》第329条云："少阴病，下利脉微涩，呕而汗出，必数更衣，反少者，当温其上，灸之。"

《伤寒论·辨霍乱病脉证并治》第389条云："伤寒，其脉微涩者，本是霍乱。"

《金匮要略·血痹虚劳病脉证并治》第80条云："问曰：血痹病，从何得之？师曰：夫尊荣人，骨弱，肌肤盛，重困疲劳，汗出，卧不得动摇，加被微风，遂得之，但以脉自微涩，在寸口关上小紧，宜针引阳气，令脉和紧去则愈。”

《金匮要略·腹满寒疝宿食病脉证治》第146条云：“问曰：人病有宿食，何以知之？师曰，寸口脉浮而大，按之反涩，尺中亦微而涩，故知有宿食，大承气汤主之。”

微涩脉亦同于微弱脉，心脏弱，血液少的缘故，所以“主里虚”“宜针引阳气”。霍乱与下利见到脉微涩，同为体液消失过多之候。

**78. 微细脉**

《伤寒论·辨太阳病脉证并治中》第62条云：“下之后，复发汗，必振寒，脉微细，所以然者，以内外俱虚故也。”

《伤寒论·辨少阴病脉证并治》第285条云：“少阴之为病，脉微细，但欲寐也。”

少阴病为全身机能衰减的病证，脉搏微细，是其心脏衰弱之一端；“但欲寐”又是脑神经的贫血。

**79. 微浮脉**

《伤寒论·辨太阳病脉证并治下》第174条云：“病知桂枝证，头不痛，项不强，寸脉微浮，胸中痞鞕，气上冲咽喉，不得息者，此为胸有寒也，当吐之，宜瓜蒂散。”

《伤寒论·辨少阴病脉证并治》第294条云：“少阴中风，

脉阳微阴浮者，为欲愈。”

《伤寒论 · 辨厥阴病脉证并治》第 331 条云：“厥阴中风，脉微浮为欲愈，不浮为未愈。”

微浮脉是心脏已由衰竭而逐渐地转向正常之象，所以于微弱之中而略带“浮”象，这证明心脏的唧筒作用在开始恢复，能够渐次地正常排血了，是以“浮”为欲愈，“不浮”为未愈。“微”中带“浮”，亦象征着病机的向上迫，兼以有“气冲咽喉不得息”的症候，便就其势而吐之。

**80. 微实脉**

《金匮要略 · 妇人产后病脉证并治》第 380 条云：“产后七八日，无太阳证，少腹坚痛，此恶露不尽，不大便，烦躁发热，切脉微实，再倍发热，日晡时烦躁者，不食，食则谵语。”

产后因失血，脉固“微”，但其心脏素强，又因其正在发热，所以“微而带实”。

**81. 微弦脉**

《金匮要略 · 腹满寒疝宿食病脉证治》第 127 条云：“趺阳脉微弦，法当腹满，不满者必便难，两胠疼痛，此虚寒从下上也，当以温药服之。”

《金匮要略 · 趺蹶手指臂肿转筋阴狐疝蚘虫病脉证治》第

355条云："转筋之为病，其人臂脚直，脉上下行，微弦。转筋入腹者，鸡屎白散主之。"

排血量弱，动脉神经失于濡养而紧张，脉可见"微弦"。急性腹膜炎症，固常见这样的脉搏，如前条便是。转筋而"脉微弦"者，是脉管神经同时痉挛的缘故。

**82. 微迟脉**

《金匮要略·水气病脉证并治》第256条云："趺阳脉微而迟，微则为气，迟则为寒，寒气不足，则手足逆冷。"

心动弛缓，血液不足，脉见微迟，必然血压下降，体温低落，所以"手足逆冷"。

**83. 微大迟脉**

《金匮要略·惊悸吐衄下血胸满瘀血病脉证并治》第290条云："病人胸满唇痿，舌青口燥，但欲漱水，不欲咽，无寒热，脉微大来迟，腹不满，其人言我满，为有瘀血。"

脉微大迟，是心脏大作张缩，欲冲去血管中的栓塞，张缩大则力不继，因此济之以"迟"。

**84. 微弱数脉**

《伤寒论·辨厥阴病脉证并治》第370条云："下利，脉沉弦者，下重也；脉大者，为未止，脉微弱数者，为欲自止，虽发热不死。"

《金匮要略·呕吐哕下利病脉证治》第322条云："下利……脉微弱数者，为欲自止，虽发热不死。"

微弱数脉颇同于微数脉或微浮脉，须凭症判断。

**85. 微细沉脉**

《伤寒论·辨少阴病脉证并治》第304条云："少阴病，脉微细沉，但欲卧，汗出不烦，自欲吐，至五六日自利，复烦躁不得卧寐者死。"

微细沉脉略同于微沉脉，是心弱血少的征候。

**86. 微涩长脉**

《伤寒论·辨太阴病脉证并治》第278条云："太阳中风，四肢烦疼，阳微阴涩而长者，为欲愈。"

脉搏于微涩中见长象，是其虽为心弱血少，但其动脉神经已逐渐条达，血流已逐渐畅和，预示其功能逐渐恢复而有向愈的机转。

**87. 虚脉**

《伤寒论·辨厥阴病脉证并治》第351条云："伤寒五六日，不结胸，腹濡，脉虚，复厥者，不可下，此为亡血，下之死。"

《金匮要略·血痹虚劳病脉证并治》第82条云："夫男子平人，脉大为劳，极虚亦为劳。"

《金匮要略·痰饮咳嗽病脉证并治》第 205 条云:“久咳数岁，其脉弱者可治，实大数者死，其脉虚者，必苦冒，其人本有支饮在胸中故也。治属饮家。”

动脉管的扩张和收缩两种神经都不兴奋，以致脉管弛缓，而且血液亦极度减少，这便构成了虚脉的条件，所以称“亡血”，多见于劳病，见于久咳之人。

**88. 虚沉弦脉**

《金匮要略·血痹虚劳病脉证并治》第 84 条云:“男子脉虚沉弦，无寒热，短气里急小便难，面色白，时目瞑兼衄，少腹满，此为劳使之然。”

虚沉弦脉略同于沉弦脉，不过其脉的本质，尤其虚弱也。

**89. 虚芤迟脉**

《金匮要略·血痹虚劳病脉证并治》第 87 条云:“夫失精家，少腹弦急，阴头寒，目眩，发落，脉极虚芤迟，为清谷亡血失精。”

虚芤迟脉，这是心弱血少，已虚弱到极度的脉象，宜其见以上的证候。

**90. 虚弱细微脉**

《金匮要略·血痹虚劳病脉证并治》第 89 条云:“男子平人，脉虚弱细微者，喜盗汗也。”

“虚弱细微脉”，这都是虚弱到了极度的脉象；“盗汗”也是虚弱人极常见的症候。

**91. 实脉**

《伤寒论·辨阳明病脉证并治》第246条云：“病人烦热，汗出则解，又如疟状，日晡所发热者，属阳明也，脉实者，宜下之。”

《伤寒论·辨阳明病脉证并治》第251条云：“阳脉实，因发其汗，出多者，亦为太过。”

《伤寒论·辨厥阴病脉证并治》第374条云：“伤寒下利，日十余行，脉反实者死。”

动脉血液充盈，血压亢进，便可见“实脉”，这是病机在亢进时期，而体力亦努力抵抗的现象，所以宜下、宜汗。至于在“下利”的疲惫之下而见“实脉”者，这是心脏的虚性兴奋，以图“背城借一”，终究会益陷于疲惫而不可救。

**92. 实大数脉**

《金匮要略·痰饮咳嗽病脉证并治》第205条云：“久咳数岁，其脉弱者可治，实大数者死。”

久病者的体力早已衰竭，反而见这实大数脉，必然是由于心脏的最后挣扎使然，终会不久因不能为继而不治。

### 93. 滑脉

《伤寒论·辨厥阴病脉证并治》第354条云:“伤寒脉滑而厥者，里有热也，白虎汤主之。”

《金匮要略·呕吐哕下利病脉证治》第336条云:“下利，脉反滑者，当有所去，下乃愈，宜大承气汤。”

脉管的缩张都加快，而脉波充实流利，便为滑脉，这是体温升腾、血压亢进的象征。

### 94. 滑数脉

《伤寒论·辨阳明病脉证并治》第262条云:“阳明少阳合病，必下利……脉滑而数者，有宿食也，当下之，宜大承气汤。”

《金匮要略·肺痿肺痈咳嗽上气病脉证治》第99条云:“师曰：为肺痿之病，若口中辟辟燥，咳即胸中隐隐痛，脉反滑数，此为肺痈咳唾脓血。”

《金匮要略·腹满寒疝宿食病脉证治》第147条云:“脉数而滑者，实也，此有宿食，下之愈，宜大承气汤。”

《金匮要略·妇人杂病脉证并治》第404条云:“少阴脉滑而数者，阴中即生疮，阴中蚀疮烂者，狼牙汤洗之。”

滑数脉略同于数急脉，是心动亢进、血流充实所致，多见于炎症蔓延，体温上升的时期。

### 95. 滑疾脉

《伤寒论 · 辨阳明病脉证并治》第 223 条云:“阳明病，谵语发潮热，脉滑而疾者，小承气汤主之。”

神经紧张、心动亢进，脉管内血流过度的充盈，便可见滑疾脉，常见于高热期。

### 96. 动弱脉

《金匮要略 · 惊悸吐衄下血胸满瘀血病脉证并治》第 281 条云:“寸口脉动而弱，动则为惊，弱则为悸。”

神经兴奋，脉管紧张，脉波降落时有小隆起而富弹力，便可见“动脉”，多见于神经系的疾病。动而弱是由于排血量的弱小所致。

### 97. 涩脉

《金匮要略 · 腹满寒疝宿食病脉证治》第 146 条云:“问曰：人病有宿食，何以知之？师曰：寸口脉浮而大，按之反涩，尺中亦微而涩，故知有宿食，大承气汤主之。”

《金匮要略 · 呕吐哕下利病脉证治》第 329 条云:“下利，寸脉反浮数，尺自涩者，必圊脓血。”

《伤寒论 · 辨太阳病脉证并治中》第 50 条云:“何以知汗出不彻，以脉涩故知也。”

《伤寒论 · 辨阳明病脉证并治》第 221 条云:“伤寒若吐若

下后不解，不大便五六日，上至十余日，日晡所发潮热，不恶寒，独语如见鬼状，若剧者，发则不识人，循衣摸床，惕而不安，微喘直视，脉弦者生，涩者死。”

《伤寒论·辨厥阴病脉证并治》第368条云：“下利，寸脉反浮数，尺中自涩者，必圊脓血。”

血液枯减，神经失养，血流黏滞，甚或动脉硬化而脉管的弹力减少，便可见涩脉，这是体力衰竭之象。“下利，寸脉反浮数，尺中自涩者，必圊脓血”；浮数脉才会见“圊脓血”，脉涩应见于圊脓血以后。

**98. 涩弦脉**

《伤寒论·辨太阳病脉证并治中》第105条云：“伤寒，阳脉涩，阴脉弦，法当腹中急痛，先与小建中汤，不差者，小柴胡汤主之。”

涩而弦的脉象，是血流弱小、脉管收缩神经紧张所致；其所以弦，是由于剧痛的反应。

**99. 涩小脉**

《金匮要略·中风历节病脉证并治》第74条云：“盛人脉涩小，短气，自汗出，历节疼，不可屈伸，此皆饮酒汗出当风所致。”

肥盛人的脉搏，因其肌肉特厚，常见涩小脉，这是体质使然，不必因于“饮酒汗出当风”。

**100. 急脉**

《金匮要略·脏腑经络先后病脉证》第 13 条云：“寒令脉急。”

“急”即紧急之意，是和紧脉一个机理。

**101. 急紧脉**

《伤寒论·辨太阳病脉证并治中》第 90 条云：“衄家不可发汗，汗出必额上陷，脉急紧，直视不能眴，不得眠。”

血管收缩，以维持血压，脉显急紧状，这常见于体液过分消失的证候。

**102. 小脉**

《伤寒论·辨少阳病脉证并治》第 275 条云：“伤寒三日，少阳脉小者，为欲愈也。”

神经衰弱，动脉血压低减，抵抗力薄，脉象便显小。在旧说，少阴脉本应见“弦紧”，“小者为欲已”，可能是指弦紧的脉象已减退的缘故，不然，于意不可通。

**103. 小紧脉**

《金匮要略·血痹虚劳病脉证并治》第 80 条云：“血痹病，在寸口关上小紧，宜针引阳气，令脉和紧去则愈。”

《金匮要略·血痹虚劳病脉证并治》第 81 条云：“血痹病，

阴阳俱微，寸口关上微，尺中小紧，外证身体不仁，如风痹状，黄芪桂枝五物汤主之。”

浅层动脉收缩，便可见小紧脉，惟其收缩之故；体温不能随着血液的流行充沛肌表，所以“身体不仁”，故宜针引阳气。

**104. 小弱脉**

《金匮要略·妇人妊娠病脉证并治》第360条云：“师曰：妇人得平脉，阴脉小弱，其人渴，不能食，无寒热，名妊娠，桂枝汤主之。”

“小弱脉”本是体力衰惫之脉象，没有症候的凭据，不能断为妊娠。

## 小结

仲景书中各病条下所列这些脉搏，有的固然出自仲景的精确记载，有许多是伪出于后人，尤其是关于凭脉断证这一类病条的脉搏，十之八九都不可靠。例如：“寸口脉迟而缓，迟则为寒，缓则为虚，营缓则为亡血，卫缓则为中风。”“寸口脉浮而紧，紧则为寒，浮则为虚，寒虚相搏，邪在皮肤。”“寸口脉浮而缓，浮则为风，缓则为痹，痹非中风，四肢苦烦。”“趺阳脉浮而数，浮脉即热，数脉即止，热止相搏，名曰伏。”“趺阳脉浮而涩，浮则为虚，涩则伤脾。”“脉浮而洪，浮则为风，洪则为气。”像这一类的以脉断证，很可能是王叔和之流所附益的，殊无取法价值。

陆渊雷在《金匮今释》中说：“惟叔和欲以脉法解决疾病，若仲景则辨证为主，不专恃脉也。”这应是我们读仲景书的基本要点。要之，前人的记载，只有供给我们作参考的价值，决不能一成不变，死板板地将其作为教条，甚至还要如法炮制，这是行不通的。要知道社会上的事事物物总是推移的，毛泽东在《实践论》中说：“任何过程，不论是属于自然界的与属于社会的，由于内部的矛盾与斗争，都是向前推移，向前发展的，人们的认识运动也应跟着推移与发展。”

# 第十讲　切脉的临床应用

中医的脉学，内容自然是很丰富的，但其中也不免混杂有很多不适用的东西，如果我们不加以研究、批判、整理，一成不变的将其接受下来，这不仅难于解决临床问题，对于发扬祖国医学遗产也没有尽到一定的责任。西医因其物理诊断方法的日益昌明，检查脉搏（切脉）早不居诊断中的重要地位。惟中医于物理诊断的方法既没有掌握，而古代遗留下来的这些古老的“脉学”，复不加以研究整理，依旧凿空虚谈，不结合实际，这不是科学的研究态度。那么，究应如何合理的运用切脉来辨认疾病呢？我认为有以下三方面。

## （一）关于脉象的至数

健康成人的脉搏至数每分钟自70到75至，脉搏至数的计算最好用计时表，不要凭自己（医生）的呼吸（理由见前），以时表的秒针做根据，这是最精当的方法。

脉搏至数与年龄有关：初生儿，每分钟130 ~ 140次；一岁，每分钟120 ~ 130次；二岁，每分钟约105次；三岁，每分钟约 100 次；四岁，每分钟约 97 次；五岁，每分钟 94 ～ 90 次；十岁，每分钟约 90 次；十岁至十五岁，每分钟约 76 次；十五岁至五十岁，每分钟约 70 次；六十岁，每分钟约 74 次；八十岁，每分钟约 79 次。脉搏至数与男女有关，女子的脉至数要比同年的男子稍多。脉搏至数与时间有关：日中脉搏至数增，入夜减少，日晡时达到当日的最高值，清早则降到最低值。脉搏至数与饮食有关：食后，尤其是饱食后，以及摄取了热烫饮食物后，在一二小时中脉搏便增加了；绝食时，脉搏至数便减少。脉搏至数与运动有关：身体运动必然引起脉搏至数的增加，偶有比常至数增加到一倍的；也有仅仅变动位置，而脉搏即受其影响的，平卧时的脉至数最少，端坐起立至数略增；重病恢复期的病人，仅使其在床上起坐，其脉至数便会有著明的增进；因此，切脉以仰卧的位置行之最标准。脉搏至数与精神有关：精神的兴奋，寻常都会影响到脉至数的增加；神经过敏的人，其影响较健康人更为明显。脉搏至数与气温有关：外界气温有较大变化时，脉搏亦会受到影响，每每气温升高脉搏便增快，气温降低脉搏至数便减少。

关于脉象的至数，主要表现在“数脉”和“迟脉”。

**1. 数脉**

“数脉”是指脉搏动频数每分钟超过平常数的脉象，所谓的“疾”脉，也属于这一类。

常见于下列各病：①热性诸病，由于高温的刺激，脉搏随之而增加，每100至示中热，120至以上示高热，160至以上便预后不良；所谓“数脉为热”，便指此而言。②心脏病，如瓣膜异常症及其炎症，尤以僧帽瓣膜异常最为常见。③热性病的虚脱期，心脏衰弱或麻痹时，脉数而小，《金匮要略》上亦有“振寒脉数”“身无热，脉数”的记载，代偿机能有障碍的心瓣膜病，以及因心肌疾病而心脏麻痹者，都可见数脉，但都不属热证。④迷走神经麻痹，因迷走神经能制止心脏的运动，一经麻痹心脏的运动便无所制而加速，因此可见数脉，如神经性的心悸亢进（怔忡之类），都会出现脉来疾数。⑤一切疼痛性病及惊愕畏怖等，亦可见数脉，如《金匮要略》记载的“肠痈”脉数，妇人绕脐寒疝的两胁疼痛的脉数等。

脉来频数，而其桡骨动脉的搏动部有趋于手掌一端之势（出于鱼际），叫作促脉，于临床上虽偶有见，而应用的时候不太多。

**2. 迟脉**

“迟脉”是指脉搏迟缓的脉象，每分钟不及平常数，甚至在30至以下亦时或有之。

常见于下列诸病：①脂肪心（主要症见喘息、皮肤发紫、下肢肿)、心肌炎(主要症见心悸、喘息、胸苦闷疼痛)等，常引起冠状动脉硬变，因而可见脉迟；②大动脉口狭窄(主要症见颜面苍白、眩晕、卒倒、癫痫样发作等)，因流入动脉之血液减少，亦可见迟脉；③大失血后，动脉血压遽然减低，脉必现迟；④胃溃疡、铅中毒、疝痛等下腹脏器的疼痛性疾病；⑤神经衰弱症；⑥肝性黄疸病，由于胆酸混入血液，因心脏神经节的作用而微弱，故脉迟；⑦诸急性肾炎，因左心室的肥大，脉亦可见迟；⑧脑出血、脑水肿、脑肿疡等，因脑压增加，迷走神经被刺激而兴奋，脉可见迟；⑨急性热病分利后，脉搏随着热度降低而减少。

以上迟脉，除⑥⑦两项外，与旧说“迟为寒”(衰减性)的理论，大致是合理的。

### (二)关于脉象的节律

健康人的脉搏是均匀而整齐的，张元素描写健康脉的“缓”脉时说:“应指和缓，往来甚匀。”所以旧说的“缓脉”不应该认作病脉，一旦病了，脉搏便往往失调，而见着种种不整齐的脉象。

例如：①僧帽瓣口狭窄(主要症见颜面苍白，两颊、鼻翼、口唇等处小静脉怒张而发紫，心脏部隆起等)，脉搏细小频数而不整；②心肌炎，脉搏细小弱频数，每分钟数可达150

至而常不整；③各种心瓣膜异常病，以及重症心脏衰弱，脉搏都呈不整的搏动。

不整脉的具体表现有如下列的脉象：歇止脉，心脏的缩张有时歇止；间歇脉，心脏并不歇止，而其收缩力太弱，血液不能充分送入桡骨动脉。以上两种脉搏，统称之曰“结代脉”，相当于旧说的“结脉”；交换脉，脉波一大一小，交互搏动；二联脉、三联脉、四联脉，每于二至或三至四至……之后，必有一至间歇不见，相当于旧说之“代脉”，习见于代偿机能有障碍的心脏病。

### （三）关于脉象的性状

脉象的性状，全凭指端的触觉，概括起来可分为下列六种。

#### 1. 大脉

凡动脉管宽广，心脏机能强盛，以及左心室肥大时，必现大脉。如因于心机亢盛脉管充血的洪脉，浅层动脉扩张而充血的浮脉，血液充盈、血压高涨的实脉，扩张神经兴奋而脉管扩大、血液虚少的芤脉，都属于大脉一类。

#### 2. 小脉

凡动脉管狭窄，心脏机能衰弱，以及动脉系内血量的减少，如高度贫血、僧帽瓣口狭窄时，则可见小脉。如因心力不强、血液不充的细脉，内部动脉充血而浅层动脉贫血的沉脉，心力衰弱搏动不显的伏脉，都属于小脉一类。

两手脉也有大小各异的，在健康人，是因两手脉管生理不同的缘故。在病人，则因血塞、血栓、大动脉或无名动脉生动脉瘤，妨碍血行，以及一侧的动脉受到胸腔中肿疡的压迫等的缘故。

**3. 硬脉（紧张脉）**

左心室肥大，用强力输送血液到脉管里去，以及动脉硬变的脉体等，便可见硬固或紧张的脉象。硬脉是肾萎缩（主要症见顽固头痛、视力障碍、耳鸣、多尿、喘息、心悸等）兼心脏肥大者的特征；铅中毒、疝痛、脑膜炎、脑卒中初期，亦可见到硬脉，由于血管神经遭受刺激而致。如因收缩神经兴奋而不充血的弦脉，浅层动脉充血而硬度较大的紧脉，动脉硬化的革脉和牢脉等，都属于硬脉一类。

**4. 软脉**

凡僧帽瓣狭窄，以及心机能衰弱，致动脉系中的血量减少，便可见软脉，其软度于指下稍压即不波动。如因于心力衰弱血压低落的濡脉，心力衰弱而又血少的弱脉，心弱血少而脉管失去弹力的微脉、散脉，脉管弛缓而血少的虚脉，都属于软脉一类。

**5. 疾脉**

脉波疾起疾落，搏动颇短，于大动脉瓣闭锁不全时最易见到疾脉。因血液从肥大的左心室强力地射到动脉里，动脉因而强劲且迅速膨胀，血液一面向寻常径路送往毛细血管，一面由于瓣膜闭锁不全而逆流入左室，因此动脉于膨起后便又急行收缩，而现疾脉。其他促使动脉壁弛缓的诸病也可见疾脉，如脚气病、水血症（因水分排泄不充分，而致血液水分过多）、热水浴后等。他如因脉管缩张皆速，以及热病而心力亢奋的滑脉，心力强而脉管的紧张力减弱的动脉，都属于疾脉一类。

**6. 徐脉**

凡大动脉口狭窄和动脉硬变，都可见徐脉。前者因血液徐徐流过狭窄的脉口，以至于动脉亦徐徐扩张，徐徐收缩的缘故；后者则以动脉管弹力减少，于其扩张多有反抗，而收缩亦迟徐。临床上铅中毒、疝痛、腹膜炎等，多可见徐脉。因脉管硬化而乏弹力的涩脉，便属于徐脉这一类。

# 小结

了解了脉搏的至数、节律、性状三事，并知道了多种脉性的所属（“长脉”“短脉”是指脉动显现部的修促，属于生理现象，故无所主病），便足够于临床应用了。

# 参考文献

全书主要参考引用书目如下：贾公彦的《周礼注疏》；司马迁的《史记》；长孙无忌的《隋志》；王勃的《王子安集》；沈约的《宋志》；王尧臣的《崇文总目》；叶盛的《菉竹堂书目》；朱熹的《朱文公集》；吴草庐的《吴草庐文集》；王冰注的《素问》《灵枢经》；吕复的《灵枢经脉笺》；王叔和的《金匮玉函要略方论》《脉经》《难经疏义》；孙思邈的《千金要方》；杨玄操的《八十一难经注释》；王九思等的《难经集注》；张景岳《景岳全书》；成无已的《注解伤寒论》；张路玉的《诊宗三昧》；滑伯仁的《诊家枢要》；李中梓的《诊家正眼》；杨仁斋的《察脉真经》；寇宗奭的《本草衍义》；汪石山的《脉诀刊误》；钱斗保等的《医宗金鉴》；王邦傅的《脉诀乳海》；王士亨的《全生指迷方》；李时珍的《濒湖脉学》；徐灵胎的《医学源流论》；陈修园的《陈修园医书》；吴又可的《瘟疫论》；朱肱的《活人书》；廖季平的《人寸诊补正》《脉学辑要评》《三部篇补正》；章太炎的《章太炎医学遗著》；汤本求真的《皇汉医学》；蔡翘的《生理学》；丁惠康的《现代看护

学》；阎德润的《脉辨》；余云岫的《医学革命论》；陆渊雷的《诊断治疗》《伤寒论今释》《金匮要略今释》；汤尔和的《诊断学》；邱倬的《邱氏最新内科学》；陈方之的《急慢性传染病学》；苏醒的《生理解剖学》；任应秋的《仲景脉法学案》；祝味菊的《诊断提纲》。

散见各医志论文不录。